手术室仪器设备操作规程

总主编　张学强
主　编　左爱芳　姚　利　彭瑞琴
　　　　李晓静　崔　丽

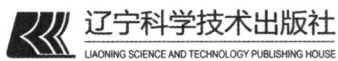
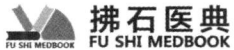

内容提要

随着手术设备、器械的发展,外科手术范围、术式、方法都发生了革命性的改变,掌握手术设备、器械的操作方法,并降低故障率,是手术室护士必备的基本技能,也是确保手术顺利进行的必要条件。

本书按照不同设备、不同型号、不同的术式,真实地再现了每个仪器设备的操作方法,并结合实际使用,图示标注每个部件名称,编写操作常规,并注明保养要求、故障现象描述和排除方法,以便使用者流畅操作,保障设备安全,保证手术顺利进行。

本书可作为护士的参考工具,新护士的培训教程,也可以作为护理管理者考查护理工作质量的客观依据。

图书在版编目(CIP)数据

手术室仪器设备操作规程/左爱芳等主编. —沈阳:辽宁科学技术出版社,2020.8
ISBN 978-7-5591-1657-4

Ⅰ. ①手… Ⅱ. ①左… Ⅲ. ①手术室-医疗器械-技术操作规程 Ⅳ. ①R197.39-65

中国版本图书馆 CIP 数据核字(2020)第 128124 号

版权所有　违法必究

出版发行:辽宁科学技术出版社
　　　　　北京拂石医典图书有限公司
地　　址:北京海淀区车公庄西路华通大厦 B 座 15 层
联系电话:010-57262361/024-23284376
E-mail:fushimedbook@163.com
印　刷　者:青岛名扬数码印刷有限责任公司
经　销　者:各地新华书店

幅面尺寸:185mm×260mm
字　　数:271 千字　　　　　　印　　张:11
出版时间:2020 年 8 月第 1 版　　印刷时间:2020 年 8 月第 1 次印刷

责任编辑:李俊卿　　　　　　　责任校对:梁晓洁
封面设计:君和传媒　　　　　　封面制作:君和传媒
版式设计:健康之路　　　　　　责任印制:丁　艾

如有质量问题,请速与印务部联系 联系电话:010-57262361

定　　价:58.00 元

编委会

总 主 编 张学强
主　 编 左爱芳　姚　利　彭瑞琴
　　　　　李晓静　崔　丽
副主编 曹　菁　赵雯婷　蔡振花
　　　　　张　利　聂佳佳　金　秋
　　　　　彭燕敏　郭　婕
编　 委（按姓氏笔画排序）
　　　　　王云翔　王亚飞　申晓晓　史　飞
　　　　　史丽娟　冯占江　朱　宁　刘　静
　　　　　刘　蕊　闫　林　孙亚男　杜　超
　　　　　杜丽叶　杜颖颖　杨　帆　杨　洁
　　　　　李　虹　李　莉　李　菊　李志华
　　　　　李婧琳　张　杨　张　琨　张　斌
　　　　　张　磊　张月喧　张学强　张晓宇
　　　　　张晓迎　张静静　陈光　苗会敏
　　　　　岳　静　岳晓涛　金　秋　赵　阳
　　　　　赵贝贝　赵金利　胡　帅　胡延梅
　　　　　段海川　袁　慧　袁振萍　郭　利
　　　　　黄　尧　彭晓静　程　松　郭　程
　　　　　焦英亚　翟英丽　霍亚楠

编写秘书 李辉芳

序

欣闻我院护理部带领手术室护理团队在繁忙的工作之余,编纂了一部《手术室护理操作常规》和一本《手术室仪器设备操作规程》,并嘱我作序,遂慨然应允,因为我也有很多话要对这个优秀的团队说,要对全院2000名护理战线上的南丁格尔们说。

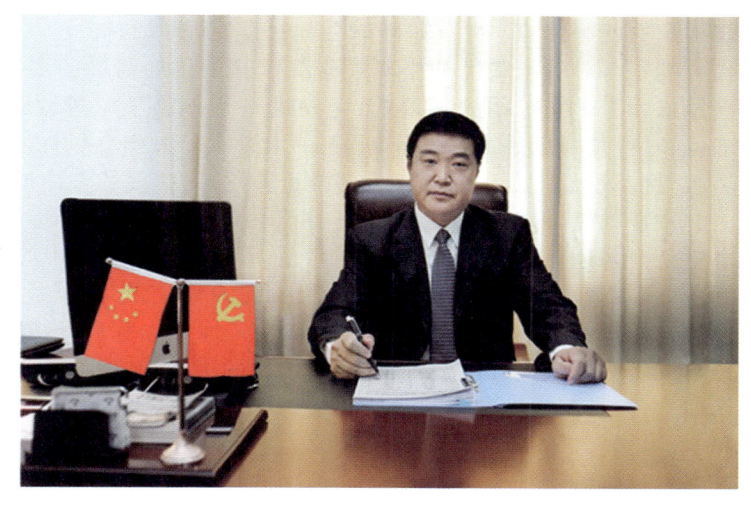

毋庸置疑地讲,护理工作在医院的整体工作中,有着举足轻重的作用和价值,堪称半壁江山。尤其是近几年来,我院发展步入了快车道,从一个院区扩展成了两大院区,从一千多人增加到了四千五百人,从一千多张床增容成了三千多张床,这种几何裂变似的发展速度,在更好地适应社会发展和解决广大患者寻医问药的同时,也让我们的工作量成倍地增加,这对于战斗在最前沿的护理队伍来说,是个很大的考验。几年来的事实说明,她们是胜任的、努力的、奋进的,她们用智慧和汗水交出了一份令人满意的答卷,而成绩的背后则是她们兢兢业业的付出和废寝忘食的努力,实在是可钦可佩、可喜可贺。

《手术室护理操作常规》分上、下两册,《手术室仪器设备操作规程》独立成册,它们提供了仪器设备保障和手术过程精准配合的详细知识。这是在护理部领导下,由我院西区手术室和东区手术室协作完成的。她们在长达3年的时间里,分工合作、互相配合、各负其责,不仅结出了这两部耀眼的硕果,而且体现了众志成城的团队精神,让人不由为之喝彩!

捧着厚厚的书稿翻阅,我既感慨又欣慰,因为从书稿上,我看到了护理工作和护理队伍的蓬勃朝气,看到了我院整体工作的磅礴希望,看到了我院充满阳光的光辉未来。在我的眼里,这并不是一本普通的书稿,而是一种文化,一种精神,一种在业务上不断摸索、不断实践、不断创造的工作状态,这正是一种文化形成的关键和根本,而文化是最有生命力的,也是一项业务和一项事业永恒发展的不懈动力和源泉,更是我们创建学习型医院的基础和基石,是我们建设晋冀鲁豫医疗中心的根本和目标。

在临床工作中,手术室是一线中的一线、重点中的重点,许多跌宕起伏、扣人心弦的救死扶伤故事,都是在这里谱写;许多高、精、尖业务的开展,都是在这里创造性地完成。因此,手术室工作在一定程度上就是护理战线的典范和旗帜。而与外科和麻醉医生高效优质的业务配合,更是缩短手术时间、降低手术风险、提高患者手术体验满意感的关键,是最终保证手术质量的重要环节。这已成为学界的共识,彰显了手术室工作的重要性。然而,如何把手术室工作做好,使之规范化、精细化、系统化、人文化,已成为近年来医院管理和护理工作者研究的重点。为此,左爱芳主任和她的团队在广泛的阅读、借鉴同行经验的基础上,结合工作实践编写了《手术室护理操作常规》和《手术室仪器设备操作规程》,这对指导手术室护理工作的开展和创新具有重要的意义。

近年来,医学科学技术迅猛发展,新技术、新理念、新方法不断涌现。传统的手术室工作模式、技术、器械设备已远远不能适应外科手术技术的需求,也不能满足广大患者逐步提高的就医体验。尤其是随着公立医院"医改"的推进,《2012年推广优质护理服务工作方案》中,对手术室优质护理服务工作有了更加明确的要求。规范化、科学化、精细化已经成为手术室工作的新模式,也是进一步提高手术过程流畅、安全、精准性的唯一标准,同时也是降低手术并发症,落实手术患者十大安全目标的重要举措。所以说,它们的出版,将对手术室工作起到极大的推进作用,对我院的整体护理业务起到垂范的作用。

一直以来,邯郸市中心医院有着悠久的传统和积淀,特别是外科系统在晋冀鲁豫一带更是声名远播,具有雄厚的技术力量,是毫无疑问的"中心"。而所有外科手术的主战场——手术室,这个无影灯下的圣地,无论在建筑设计、设备配置,还是管理经验、团队建设等方面都始终是最一流的体现和典范。如今的手术室,经过不断建设和加强管理,已经形成了科学化、规范化、人文化、精细化的工作模式,具有了严谨、务实、安全、和谐的工作理念,并且深深地扎根和落实在了每一位护理人员的工作中。《手术室护理操作常规》和《手术室仪器设备操作规程》的出版,更是集手术室全体护士,以及麻醉师、外科医生等这个大集体的所有人的共同努力,结出的智慧之果、科学之花。

我个人认为,在当前新的医疗格局中,现代护理作为人文医学中与患者最密不可分的工作,正在日益凸显它的主观能动性,其在工作中的独立作用逐渐增加,已形成独立学科,与医疗并列承担部分诊疗技术工作。可以说,整体医疗和整体护理,这两大工作在临床中齐头并进、相互协作,很好地撑起了救死扶伤的重任,担当了广大人民群众的健康保护神,这是我们所希望看到的,也是一直在重视的工作,更是我们今后需要倍加努力的方向。

作为医院管理者,我为该套书的出版感到非常欣慰,感谢编写组人员的辛勤劳动与付出,感谢她们用科学的态度对待每一个手术步骤,感谢她们为广大护理工作者奉献了实用而科学的学习读本,为年轻护士提供了优秀的专科教材。

值此,我愈加对燕帽顶在头上、誓言记在心里、技术体现在专业、微笑挂在脸上的护理群体感到由衷的骄傲与自豪。

邯郸市中心医院党委书记
2020年5月

前　言

《手术室仪器设备操作规程》一书,是编写组成员经过三年的努力,累次实践,多次修改后的劳动结晶。今天终于编辑成书与读者见面了。

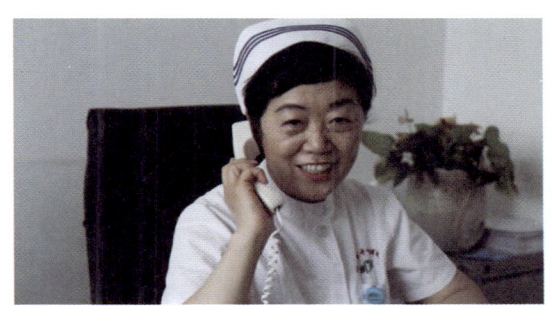

近10年来,随着手术设备、器械的发展,外科手术范围、术式、方法都发生了革命性的改变,微创手术已经从一个专业发展到众多专业,微创手术的比例,已成为衡量外科水平的重要指标。熟悉日益增多的手术设备的性能,掌握操作方法,并降低故障率,是实现手术微创化的基本要求,是手术室护士必备的基本技能,也是确保手术顺利进行的必要条件。

一个综合手术室,使用的腔镜设备有10余种,还有电外科设备、外科显微镜、动力设备,机器人、X光机等,种类繁多,同一种设备又包括不同品牌、不同型号,操作方法也各不相同。护士要熟练掌握众多仪器设备的操作常规,实属不易。本书按照不同设备、不同型号、不同的术式,真实地再现每个仪器设备的操作方法。

为了提高本书的使用价值,进一步方便手术室护士工作,编写组成员编写设备目录,逐一学习设备说明书,结合实际使用,图示标注每个部件名称,编写操作常规,并注明保养要求、故障现象描述和排除方法,以便使用者流畅操作,保障设备安全,保证手术顺利进行。本书可作为护士的参考工具,新护士的培训教程,也可以作为护理管理者考查护理工作质量的客观依据。

在本书的编写过程中,我们得到了各方面人士的大力支持,我院领导高度重视,使我们信心倍增,我院器械科、各专业的外科医生和麻醉师,对每一个仪器设备的操作流程、数据设置等内容都给予认真的审核,以保证准确性、合理性和科学性。同时,各仪器设备厂家也做了相应指导,我们编写组成员对此表示衷心的感谢。

由于我们阅历有限,对于书中不足之处,恳请各位前辈及同道及时指出并提出宝贵意见,以便我们再版时更正。

左爱芳

2020年5月

目 录

操作一	C型臂操作常规	1
操作二	德国 ERBE-300S 电外科工作站操作常规	7
操作三	ERBE VIO300D 电外科工作站操作常规	11
操作四	STORZ 冲吸泵操作常规	14
操作五	STORZ 腹腔镜操作常规	18
操作六	Stryker 腹腔镜操作常规	23
操作七	3D 腹腔镜操作常规	27
操作八	Wolf 腹腔镜系统操作常规	32
操作九	电切镜操作常规	35
操作十	(富士、奥林巴斯)胆道镜操作常规	39
操作十一	莱卡显微镜操作常规	44
操作十二	蔡司显微镜操作常规	48
操作十三	OPMI PENTERO 800 手术显微镜操作常规	51
操作十四	鼻内镜操作常规	58
操作十五	关节镜(施乐辉)操作常规	61
操作十六	椎间孔镜操作常规	64
操作十七	除颤监护仪(M4735A)操作常规	69
操作十八	贝多芬二氧化碳激光操作常规	73
操作十九	钬激光操作常规	78
操作二十	电动吸引器操作常规	83
操作二十一	电动综合手术床 HyBase 3000 操作常规	87

操作二十二	迈瑞 HyBase 6100 手术床操作常规	93
操作二十三	手术床操作常规	97
操作二十四	手术动力系统(DK-ENT-MS型)操作常规	102
操作二十五	西山动力系统操作常规	105
操作二十六	美敦力系统操作常规	108
操作二十七	超声刀(强生)操作常规	111
操作二十八	威力电刀操作常规	116
操作二十九	电动子宫切除器(肌瘤钻)操作常规	121
操作三十	Mindray HyLED9700/9500 无影灯操作常规	125
操作三十一	Mindray HyLite6500 无影灯操作常规	130
操作三十二	Jian Yi JD700/500 无影灯操作常规	134
操作三十三	Heraeus HANAULUX blue 130/90 无影灯操作常规	139
操作三十四	温毯机操作常规	143
操作三十五	体腔热灌注操作常规	147
操作三十六	医用加压器(灌注)操作常规	152
操作三十七	婴儿辐射保暖台操作常规	156
操作三十八	自动气压止血带操作常规	161
操作三十九	马蹬式腿架操作常规	165

操作一

C型臂操作常规

C型臂是用于手术、创伤、小创伤手术及心脏的可移动X射线装置,供医疗单位进行X线透视、摄影、数字摄影及数字减影摄影用,常用于术中胆道造影、钢钉内固定、骨显示、疼痛治疗X射线透视技术及导管和探针的插入定位。

【操作目的及适用范围】

骨科:术中复位、打钉、整骨等。

其他外科:取体内异物、心导管、植入起搏器、部分介入治疗、部分造影术等工作。

【注意事项】

1. 掌握C型臂的使用方法和适应证。
2. 注意做好职业防护。
3. 不要碰撞高压发生器。
4. 术中注意无菌操作。

【设备维护与保养】

1. 经常保持清洁,防止机器靠近手术部位时,尘埃落在手术野内。
2. 勿使高压电缆过度弯曲或经常摩擦受损。
3. 操作人员须经培训后方能使用,非专业人员勿随意摆弄或拆开机器。
4. C型臂体积大,移动时需注意控制好方向,防止撞击而破坏球管。

【使用流程】

见图1-1。

1. 松开脚刹,将操作机推至手术间,显示器放于易于观看的位置。连接操作机和显示器的高压电缆,接通电源。
2. 打开电源开关、开机键及显示器开关。
3. 机器启动后自动加载系统和自检。约加载60秒,自检完成后需注意显示器,看有没有错误报警。
4. 操作时注意使用防护设备。双手操作两侧的转向把手将设备推至检查部位,升高或降低直至达到满意的高度,使其符合检查要求。操作时注意无菌操作。

5. 选择自动计量，在工作人员均有可靠的防护情况下按下遥控或者踩下脚开关，持续0.5～1秒。

6. 操作完毕后，将机器移开检查部位并锁定机器，同样也要注意无菌操作。

7. 使用完毕后将机器恢复到原始位置，降到最低，C型臂调到上下左右角度为0°的位置，并锁定开关。

8. 按电源关闭键关闭机器，拔出电源线，按一定方向盘好，观察并清洁机器上的血迹等污渍。

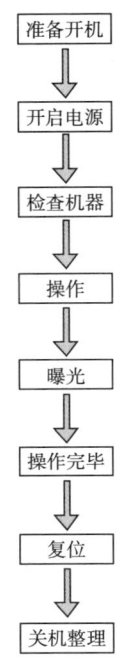

图1-1 C型臂机的使用流程

【应急方案】

1. 使用前请开机自检，如自检出现问题，禁止使用。
2. 如设备无反应，请检查电源是否插好，重新启动。
3. 重启无效后请关闭机器联系器械科，严禁私自拆卸。
4. 使用过程中，如出现白屏无图像，请检查拍摄位置。

【使用说明】

C型臂机的使用说明见图1-2至图1-11。

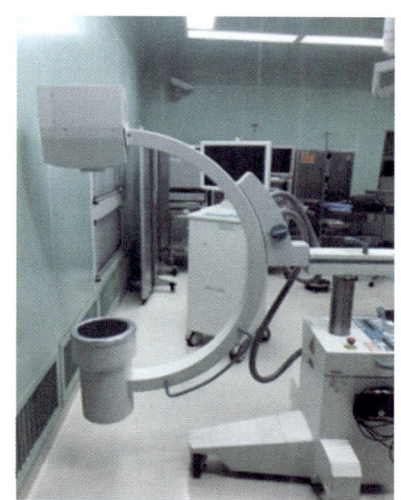

图1-2 将C型臂机及显示器推至手术间

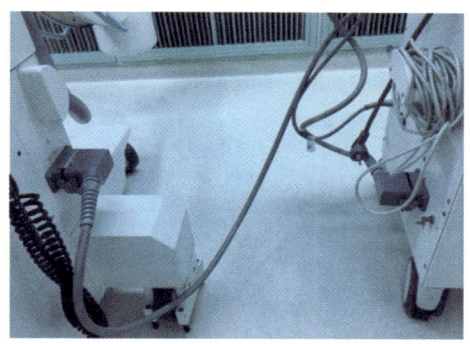

图1-3 连接显示器高压电缆

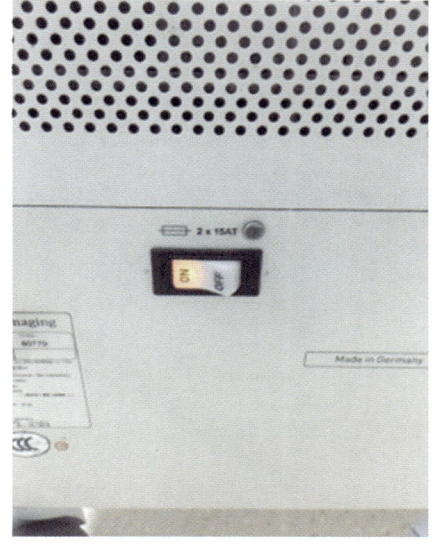

图1-4 按下显示器推车上"ON"按钮

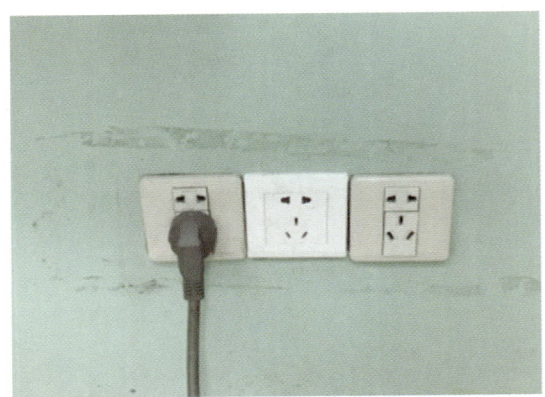

图1-5　连接电源插座

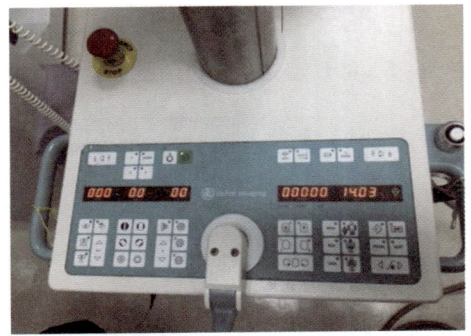

图1-6　按下开启键机器进行自检,时间约60秒

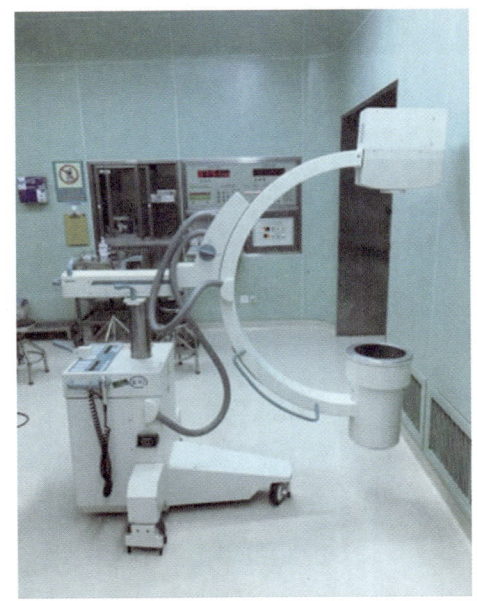

图1-7　松开C型臂上的制动开关,调节C型臂球管和接收器对准拍摄部位,锁定制动开关

操作一　C型臂操作常规

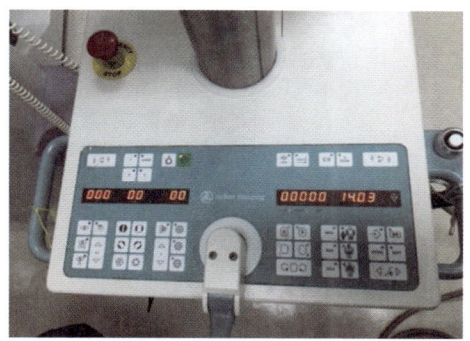

图1-8　选择手动程序或自动程序调节能量大小

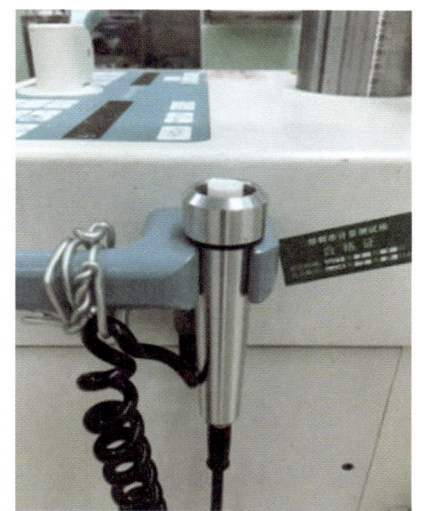 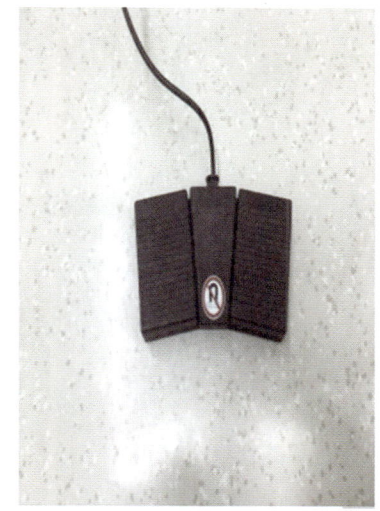

图1-9　选择手控或脚控开关

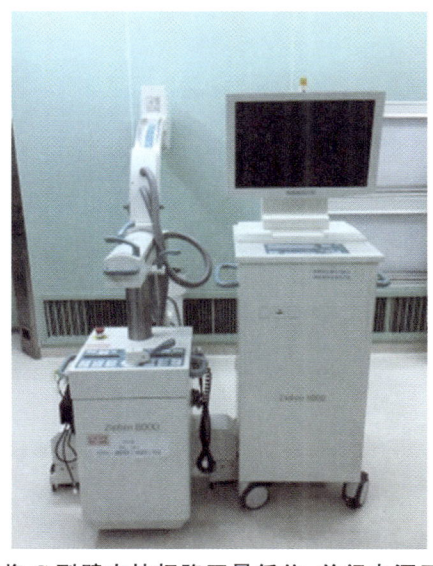

图1-10　拍摄结束后,将C型臂支持杆降至最低位,关闭电源开关,拔下电缆,整理线路

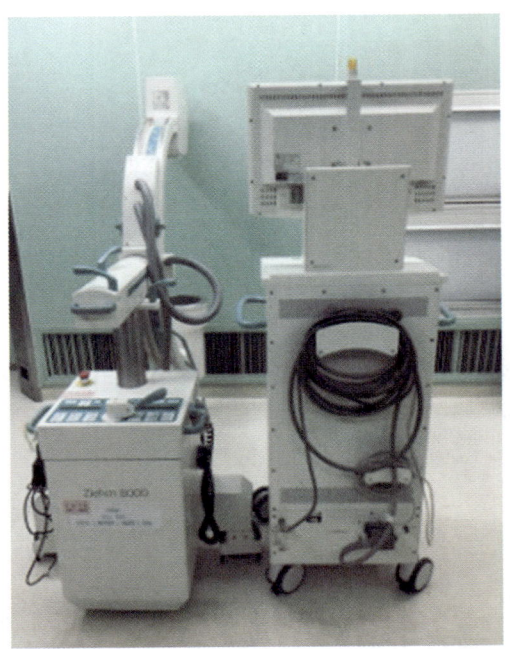

图 1-11　将 C 型臂机归位、保洁、备用

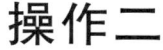

操作二

德国 ERBE-300S 电外科工作站操作常规

电外科工作站又称电外科手术系统,是应用于外科手术室的一种高频电流手术系统。它集高频电刀、大血管闭合系统、超声刀、氩气刀、LEEP 刀、内镜电切刀等众多外科高频电流手术器械于一体,并且通过计算机来控制手术过程中的切割深度和凝血速度。电外科工作站的出现对于外科医师开展临床手术有很大的帮助,也为患者减少了传统手术所带来的风险,并且其中多数设备都能够回收使用,降低了手术的成本。

【适用范围】

电外科工作站集切割、止血功能于一体,可大幅度减少手术中组织出血量,方便手术医师操作,缩短手术时间,保证患者手术安全。基本上适用于所有外科手术中对人体组织的切割和凝固。

【注意事项】

1. 掌握电外科工作站的适应证及禁忌证,熟练掌握使用方法及性能。

2. 手术前评估是否存在体内或体外的金属器材,如心脏起搏器、金属植入物、麻醉架、脑外架子等。如有心脏起搏器,建议使用双极功能,避免回路电流通过心脏和起搏器;如有金属植入物,负极板粘贴位置应尽量靠近手术部位,让电流主路避开金属植入物。

3. 负极板粘贴时,选择肌肉丰富、平坦部位,使负极板与患者皮肤充分接触,确认粘贴边缘是否粘好,不要折叠负极板。儿童需使用专用的负极板。

4. 皮肤消毒时,勿让消毒液浸湿负极板,以免引起灼伤。

5. 电缆固定时,不能缠绕金属物体,否则会导致漏电。

6. 皮肤消毒液未干时,不得使用电刀,以免引起灼伤。

【设备维护与保养】

1. 电外科工作站接通电源后,选择合适的工作程序,符合手术要求则可以开始工作。

2. 使用前,应检查附件,特别是检查电极电缆,有无绝缘损坏。

3. 手术中应尽量选择尽可能低的输出功率,以达到预期目的。

4. 手术完毕后,应先关闭电源,再拔插头,最后将电源线拔出,盘绕放好。

5. 定期清洁,防止因灰尘引起电路短路问题。

【使用流程】 见图2-1。

(一)单极

1. 连接电源线、负极板线路。
2. 负极板粘贴。
3. 开机自检,选择合适程序。
4. 连接电刀笔线路。
5. 选择切割方式,调节功率。
6. 使用完毕,关电源,拔插头。
7. 手术完毕,撤离负极板线、电源线。

(二)双极

1. 连接电源和脚控开关。
2. 开机自检,连接双极电凝线及双极镊。
3. 设置输出功率。
4. 使用完毕,关电源,拔插头、电源线。

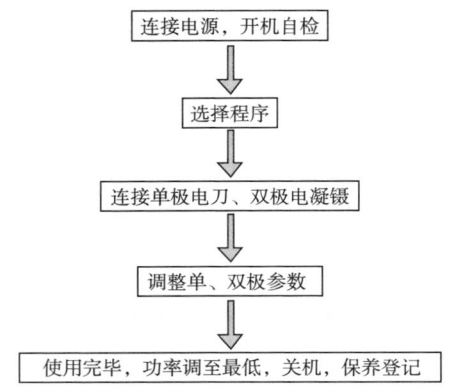

图2-1 ERBE-300S电刀使用流程

【应急方案】

1. 开机前进行自检,若自检期间发现问题,禁止使用。
2. 在正常的工作设定时,若输出功率有明显的降低或设备不能正常工作,说明负极板可能接触不良或使用不当。
3. 术中器械护士应注意及时擦除电刀头上的焦痂,以保证切割效果。
4. 使用脚踏时无功率输出,检查脚踏电缆、插头是否连接,脚踏模式是否选择正确。

【使用说明】

ERBE-300S电刀使用说明见图2-2至图2-6。

操作二　德国 ERBE-300S 电外科工作站操作常规

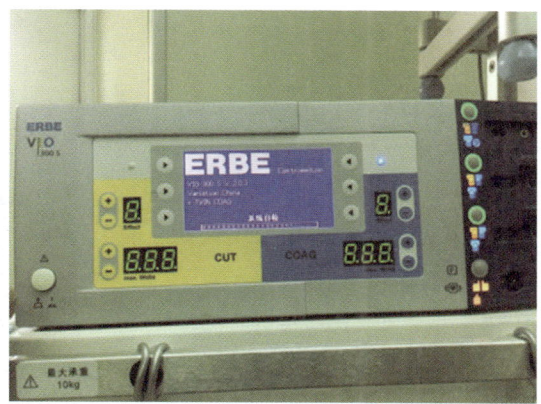

图 2-2　开机自检

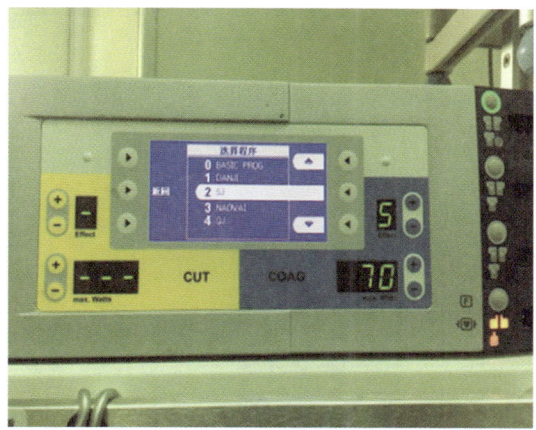

图 2-3　选择程序

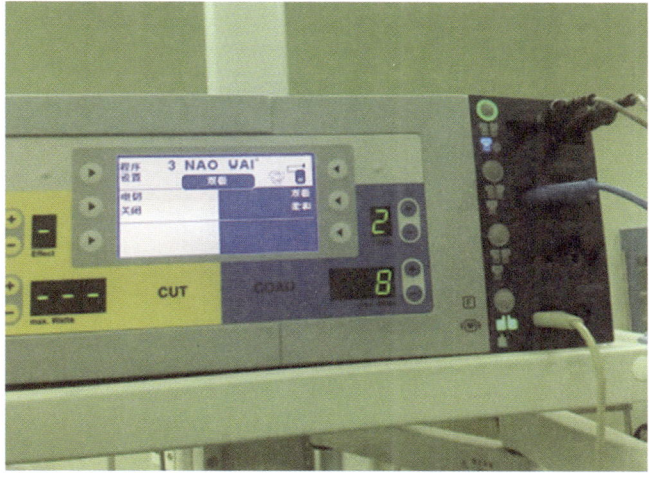

图 2-4　连接单极电刀、双极电凝镊

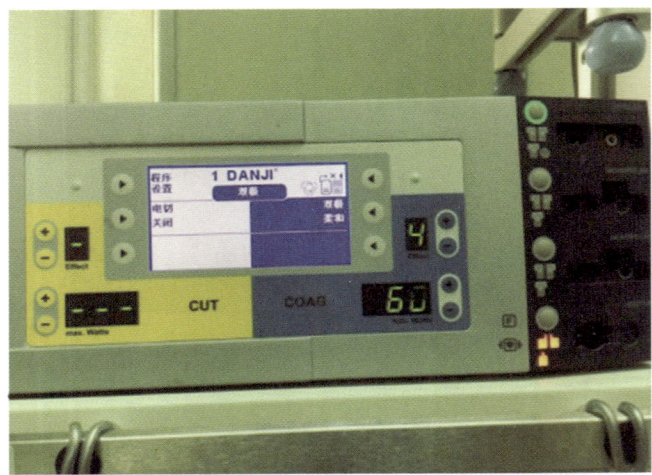

图 2-5 调整单双极参数

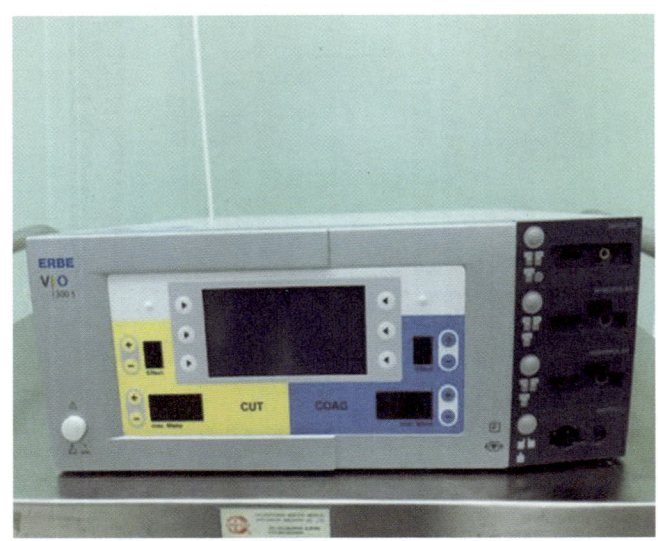

图 2-6 使用完毕,关闭电源,整理登记

操作三

ERBE VIO300D 电外科工作站操作常规

高频电刀(高频手术器)是一种取代机械手术刀进行组织切割的电外科器械。它通过有效电极尖端产生的高频高压电流与肌体接触时对组织进行加热,实现对机体组织的分离和凝固,从而起到切割和止血的目的。高频电刀产生的高频高压电流通过高阻抗的组织时,会在组织中产生热,导致组织气化或凝固。在电外科使用过程中,电阻从 100Ω 到 2000Ω。随着组织的凝固,细胞中的水会发生气化,使组织干燥,导致电阻不断增加,最后电流完全停止。

【操作目的及适用范围】

由于高频电刀可同时进行切割和凝血,在机械手术刀难以进入和实施的手术中(如腹部管道结扎、前列腺尿道肿物切除)得以普遍应用。高频电刀突出的凝血效果,使它广泛应用在弥漫性渗血部位,如肝、脾、甲状腺、乳腺、肺部手术中,而且越来越多地应用在各种内镜手术中,如腹腔镜、前列腺切镜、胃镜、膀胱镜、宫腔镜等手术中。

【注意事项】

1. 手术室中不得有易燃易爆的气体、液体或其他物质,因为高频电刀手术中会产生火花、弧光,易燃易爆物遇火花、弧光会发生燃烧或爆炸。

2. 带有心脏起搏器的患者一般不能使用高频电刀,因高频会干扰心脏起搏器,使之工作不正常甚至停搏。如一定要使用高频电刀,则必须按起搏器的使用说明书规定,采取必要而有效的预防措施。

3. 极板必须正确连接和安放,与患者皮肤接触面要足够大。

4. 切忌盲目增大电刀的输出功率,以刚好保证手术效果为限。因为高频电刀手术中任何危险均随功率的增大而增加。当手术要求的功率明显大于正常值时(一般电极电刀手术使用的功率在 $20\sim80W$,特殊手术如截肢要求大一些,单极少超过 $200W$),应检查极板安放情况、极板及刀头电缆的完好程度、机器状态和患者悬浮程度,千万不能随意增大输出功率设定值。在不能预知正常功率时,应从小到大逐步试验到刚好用为止。机器使用结束和开机之前均应保证各输出功率设定值在较低值,避免过大功率突然加到患者身上。

【设备维护与保养】

1. 使用仪器前必须检查工作站是否连接正确。

2. 使用后,及时保洁,用柔软干燥的布轻擦本机,长期不用请至少每月通电一次,检查机器的使用状态。

【使用流程】

见图3-1。

1. 确认主机关机的情况下连接电源线。
2. 连接手术所需配件到相应插座上。插座从上往下分别为:

(1)双极/百克钳插座:可连接百克钳及双极器械。

(2)单极插座:可连接电刀笔、单极电钩等单极器械;4mm单极导线务必接入带蓝环插孔内。

(3)多功能插座:可连接百克钳及盐水下双极等离子模块;器械插头上的标记点应与插座标记点相对应方可接入。

(4)负极板插座:可连接负极板导线。为保证安全,只可使用原装一次性负极板,负极板插座指示灯变为绿色后方可使用单极功能。

3. 按下电源开关开机,主机开始自检,结束后按面板上任意键确认设置方可使用。

4. 术中医师踩下蓝色单踏板脚踏开关可启动百克钳功能;双踏板脚踏可通过踏板上的黑钮分别控制双极/百克钳或单极功能,切换后,脚踏板指示灯会在相应的插座左边亮起。

5. 开放手术电刀笔直接接入单极插座并确认负极板粘贴好后即可使用。

6. 使用完毕后按下电源键关机,取下器械。

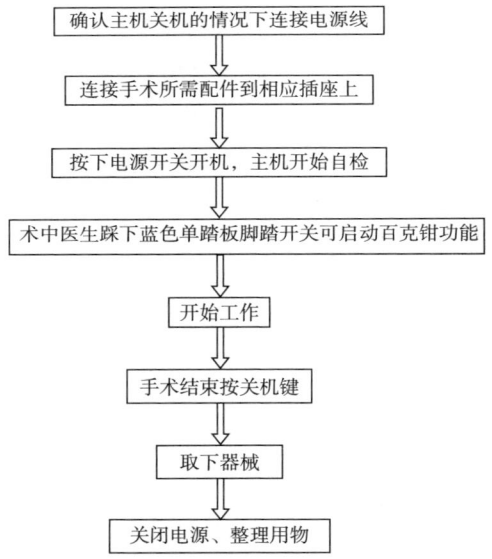

图3-1 ERBE VIO300D 电外科工作站的使用流程

【应急方案】

1. 使用前请开机自检,如自检出现问题,禁止使用。

2. 连接器械,确认连接到正确的连接口内,如对模式和功能不详,可进入信息帮助,查看中文说明。

3. 按下脚踏开关选择键，进行脚踏开关的分配和设置。
4. 术中应观察患者贴负极板的位置，防止电灼伤。

【使用说明】

ERBE VIO300D 电外科工作站的使用说明见图3-2。

1　启动电源开关，机器自检，屏幕显示版本型号。
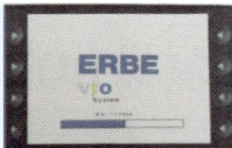

7　进入切/凝设置界面，按相应功能选择键调节效果功率值，以百克剪为例，双极电切：效果4、功率100W；双极柔和电凝：效果5、功率120W。
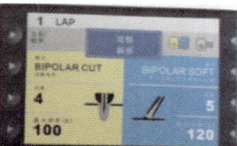

2　选择已存储程序（可存储99组），连接附件和负极板后即可开始手术。如需调节，操作如下：
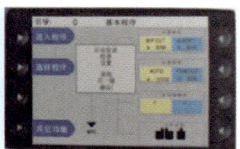

8　单极模块：连接单极器械腔镜器械插孔，按下单极模块选择键。
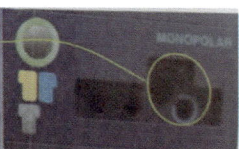

3　双极模块：可连接百克剪、双极镊子、双极切割针等双极器械。按下双极模块选择键，进行设置调节。
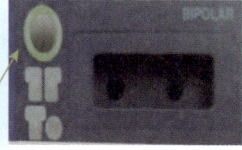

9　按相应功能键，进入切/凝设置界面，按上、下选择键调节效果、功率值。
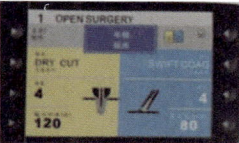

4　多功能模块：可连接百克钳、新安速刀、盐水下双极等离子器械。
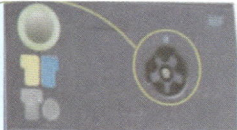

10　APC2模块：连接开放腔镜APC器械，按下APC2模式选择键。
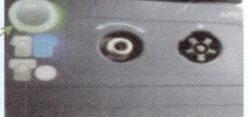

5　器械自动识别，功率自动输出。
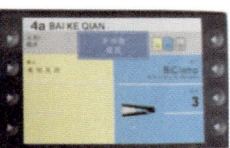

11　选择APC模式。
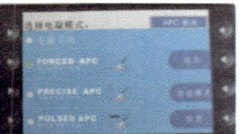

6　负极板正确贴附于病人身体，连接接入插孔。正常状态下绿灯亮
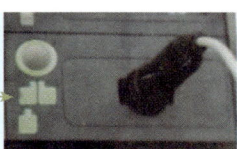

12　调节能量和效果，准备开始手术。
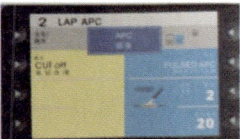

图3-2　ERBE VIO300D 电外科工作站的使用说明

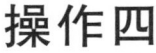

操作四

STORZ 冲吸泵操作常规

该泵既可以作为腹腔镜用的冲吸泵,也可以作为宫腔镜用的液体膨宫器。主机会根据所选的导管类型自动选择适当的工作模式。

【注意事项】

1. 打开主机电源后,主机会进行自检,这时图标 11 所示的红灯会亮,同时流量、冲洗和吸引的预设值(图标 4、图标 6、图标 8)也会闪动,按任意键或者 start 键/stop 键取消闪动。

2. 打开设备电源并自检完成后才能插入导管,否则自检不能完成。当选择了腹腔镜模式时,压力设置最大为 400mmHg;当选择了宫腔镜模式时,预设压力不能超过 200mmHg。

3. 手术结束后,要先关闭冲洗和吸引的开关或关闭主机电源,否则会造成液体倒灌进主机或液体可能碰到其他设备。

4. 使用完毕后,先拆开进水管,待排空管内的液体才能拆压力传感器盖,否则会损坏压力膜和压力传感器。

【设备维护与保养】

1. 禁止按键压力过大、过快,以免失灵。

2. 膨宫管为一次性使用。如需消毒,建议用负压气枪抽去管内液体,不可用正压高压气枪吹入管道内,以免造成压力膜损坏。然后使用环氧乙烷(ETO)气体消毒或低温等离子消毒。

3. 膨宫管使用时间过长后压力膜会老化,导致膨宫效果不好,此时应更换一条新的膨宫管。

4. 如泵内(滚动轮内)有液体残留,需要用乙醇擦拭干净,并用纱布擦干。否则液体凝结成晶体,阻碍设备运行,甚至损坏设备。

【使用流程】

见图 4-1。

1. 连接电源,开机自检。

2. 正确安装泵管及压力传感器。

3. 设定压力值和流量值,建议压力预设值为 100~150mmHg,流量预设值为 300ml/min。

4. 悬挂电切液,正确连接电切液,打开膨宫泵冲洗开关,泵管会自动被压紧,开始工作,排空泵管内空气,开始术中所需操作。

5. 术毕,再次按冲洗开关泵头会停止转动,按压泵管拆卸开关,拆卸泵管和压力传感器,注意保护器械。

6. 关机,拔出电源,进行机器的清洁、保养,在记录本上进行仪器使用登记并签名。

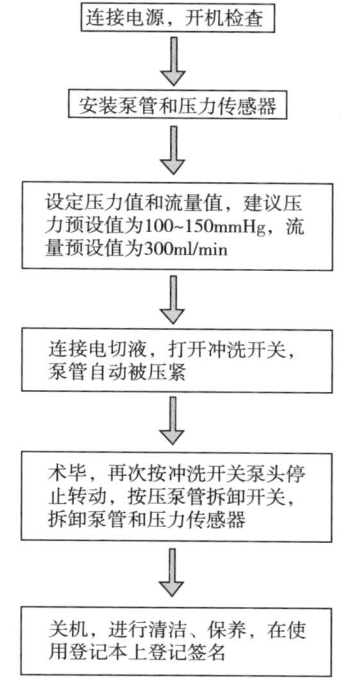

图4-1 STORZ 冲吸泵使用流程

【应急方案】

1. 使用前请开机自检,如自检出现问题,禁止使用。

2. 当实际膨宫泵压力超过设定压力值时,仪器会报警,并自动降低实际压力,以保护患者。

3. 当仪器运行时,泵管旋转器未能正常运行,应检查泵管连接情况,必要时重新安装泵管;如未解决应停止使用,并联系厂家。

4. 泵管内压力传感器应检查其完整性,如有破损应及时更换。

5. 仪器发生报警,请检查其故障代码,必要时联系厂家。

【使用说明】

STORZ 冲吸泵的使用说明见图4-2至图4-7。

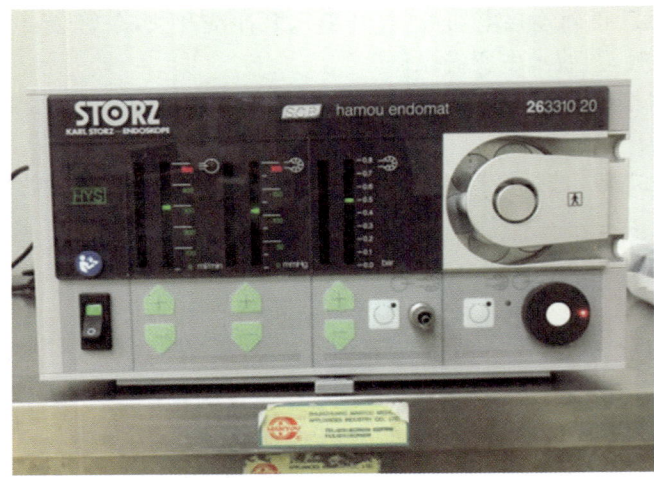

图 4-2　连接电源开机自检

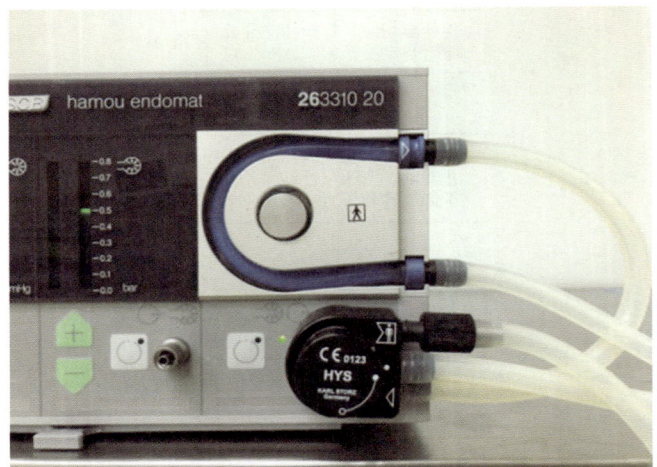

图 4-3　安装泵管和压力传感器

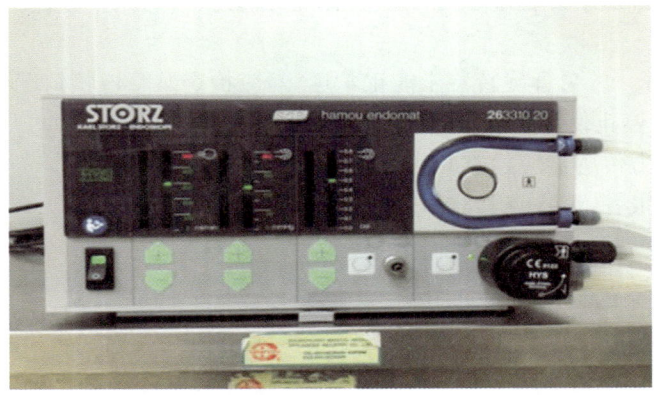

图 4-4　设定压力值和流量值，建议压力预设值为 100～150mmHg，流量预设值为 300ml/min

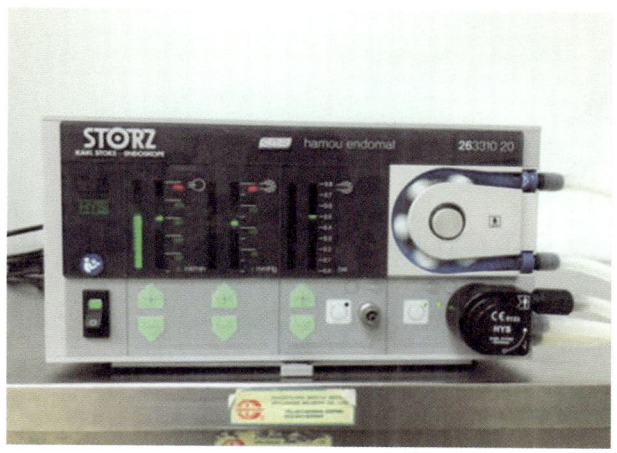

图4-5 连接电切液,打开冲洗开关,泵管自动被压紧

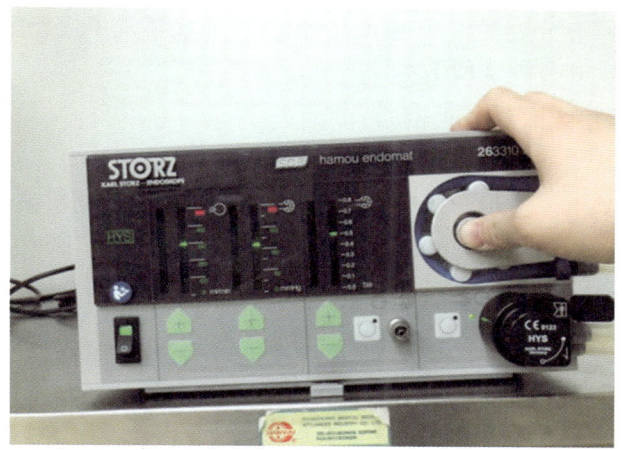

图4-6 术毕,再次按冲洗开关泵头停止转动,按压泵管拆卸开关,拆卸泵管和压力传感器

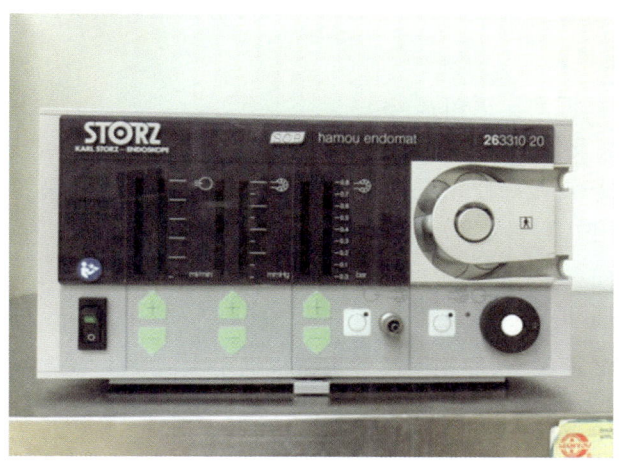

图4-7 关机,进行清洁、保养,在使用登记本上登记签名

操作五

STORZ 腹腔镜操作常规

德国 STORZ 腹腔镜系统是一种集国外先进的内镜技术和图像显示技术于一身的先进医疗设备,具有视场角大、分辨率高、光亮度强、成像清晰等特点。

电视摄像系统具有分辨率高、灵敏度高等特点,真实再现了内镜所采集的图像,广泛应用于外科临床诊断和各种微创手术。

【操作目的及适用范围】

运用数字摄像技术使腹腔镜头拍摄的图像通过光导纤维传导至后极信号处理系统,并实时显示在监视器上。适用于普外科、妇科等外科临床诊断及各种微创手术。

【注意事项】

1. 使用前最好进行焦距调整和白平衡校对。
2. 为了延长摄像头的寿命,建议使用电刀套。
3. 在设备使用过程中不要频繁开机、关机。
4. 使用过程中不要把光源调到最大,防止烧坏光纤。
5. 冷光源必须放在通风处,严禁把液体放到主机附近。
6. 注意根据手术特性及需要调节气腹机参数,检查正确无误再使用。

【设备维护及保养】

1. 摄像头不可高温高压灭菌。
2. 术闭,摄像头及导光束要盘圆存放,直径 15mm 以上,否则可能损坏内部导线。
3. 每次使用完毕需做好使用登记记录,并注意对机器清洁、保养。每半年对腹腔镜进行检修及维护,并做记录。

【使用流程】

见图 5-1。

1. 选择 STORZ 摄像头、导光束及镜头。根据手术需要主要选择 12°或 30°镜头。
2. 打开开关,安装成像镜头、气腹通道、导光束,检查是否连接紧固,检查机器性能,检查二氧化碳是否充足,最后开启冷光源。
3. 检查摄像系统,调节白平衡,通过调焦环调节图像清晰度,通过变焦环调整图像大小。打开光源,不可调至过大,不可随意开关冷光源。调整气腹参数。压力预设值:一般成人为 12～15mmHg，儿童为 7～9mmHg，最高不可超过 15mmHg。流量预设值：用气腹机做气腹时，3～5L/min，接上穿刺器后，10～20L/min。

4. 开始工作。核对患者信息、手术部位、手术方式，检查各参数设定无误，按开始键开始正常工作。

5. 手术结束后，将气腹机、冷光源、摄像关闭，配套设备归位。注意关冷光源时检查将光源调至最低再关闭机器。拔掉电源插头，收好各管线。做好整理保养工作，并注意及时登记记录。

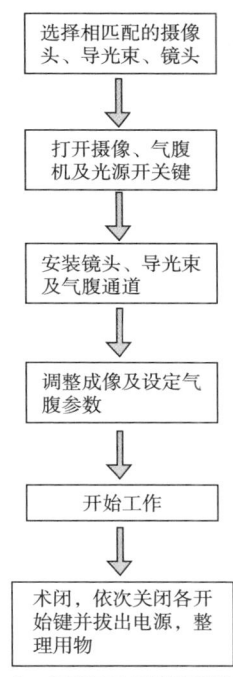

图 5-1 STORZ 腹腔镜使用流程

【应急方案】

1. 若摄像没有图像，需检查线路连接是否有问题；色彩有偏差，需调节白平衡，擦干净摄像头连线与摄像主机接头的金属片；视野模糊，检查光纤连接和亮度，或查看是否为镜头损坏；图像有雪花或条纹，检查有无高频干扰，摄像头连线是否损坏，或是显示器问题。

2. 冷光源使用过程中出现红色灯泡报警，说明灯泡使用时间超过 450 小时；若报警灯为红色且闪动，说明灯泡使用时间超过 500 小时，需立即更换。

3. 气腹机开机出现 Pr Err 或 FL Err，需送厂家维修。机器内部有"噗噗"声，说明二氧化碳不纯。反应腹压上升慢或是不进气，需检查预设值，检查风帽或器械是否漏气，有无进入体腔。

4. 当实际腹压值超过设定腹压值 5mmHg 并持续 3 秒会有报警声，机器内部泄放阀开始自动排气。

【使用说明】

STORZ 腹腔镜的使用说明见图 5-2 至图 5-6。

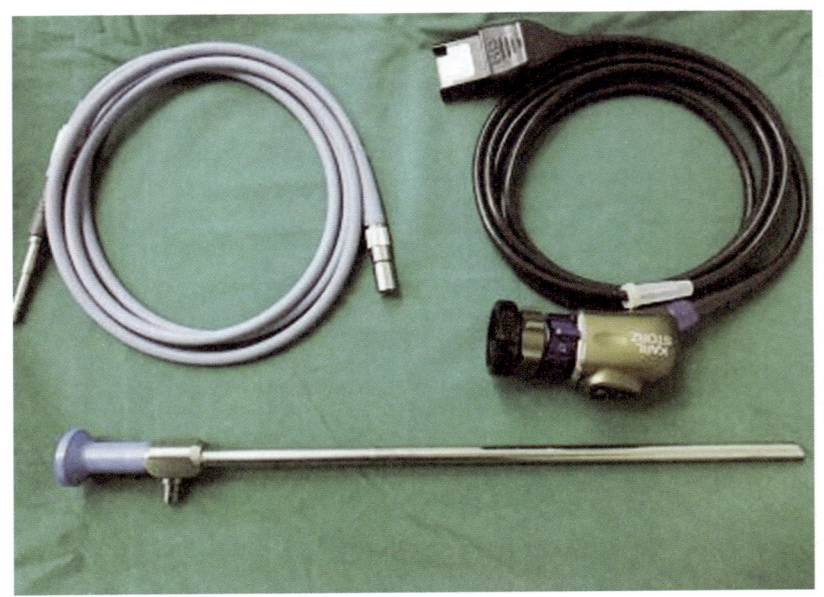

图 5-2　选择合适的摄像头、光纤、镜头

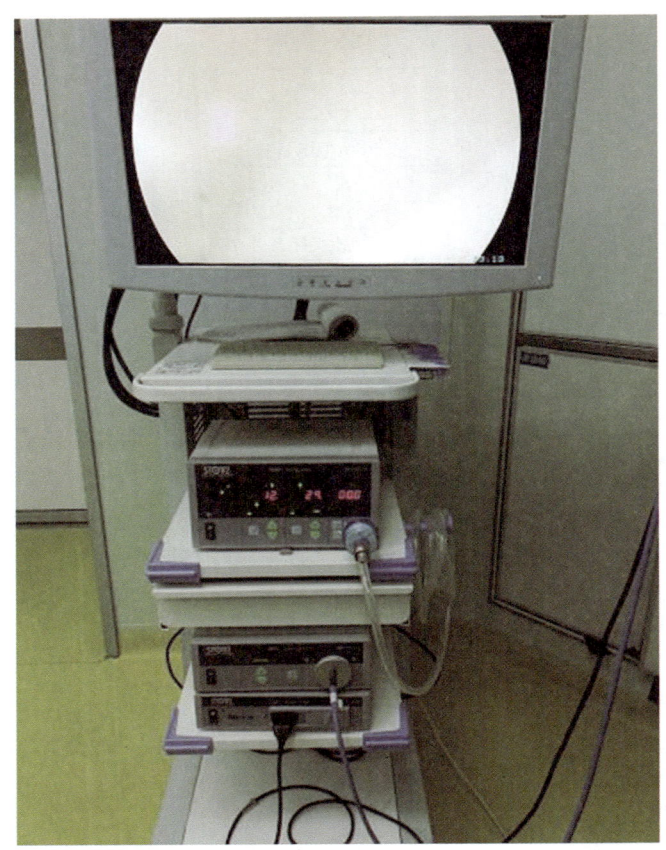

图 5-3　连接电源,打开摄像、气腹机及光源开关键

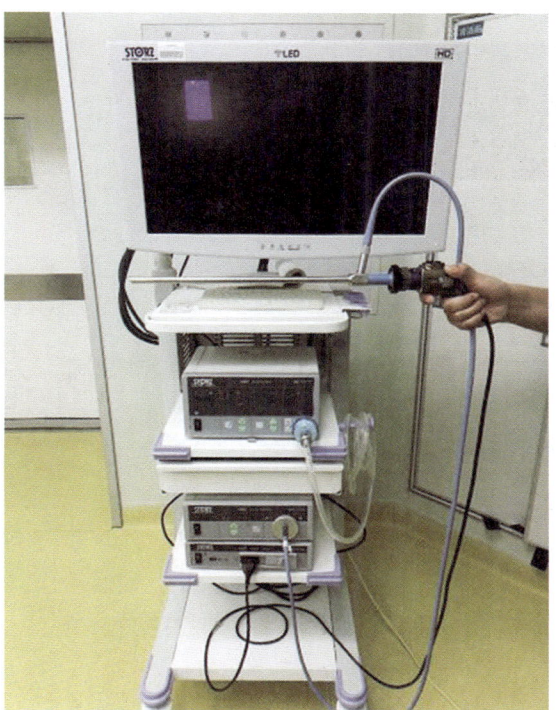

图 5-4 安装镜头、成像、光纤

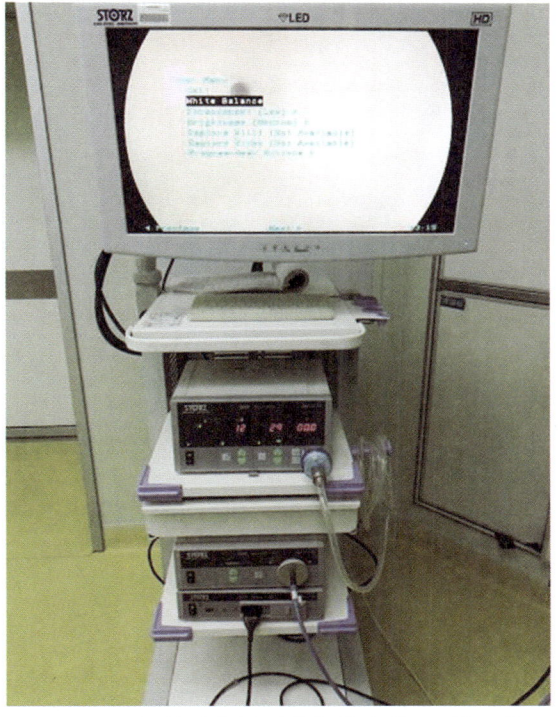

图 5-5 调整成像及设定气腹参数,开始工作

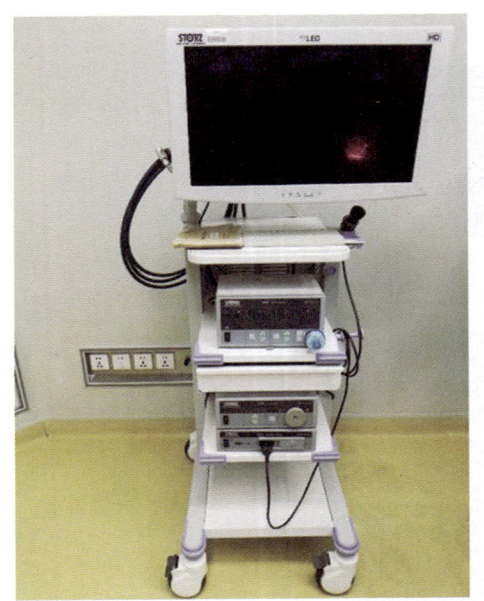 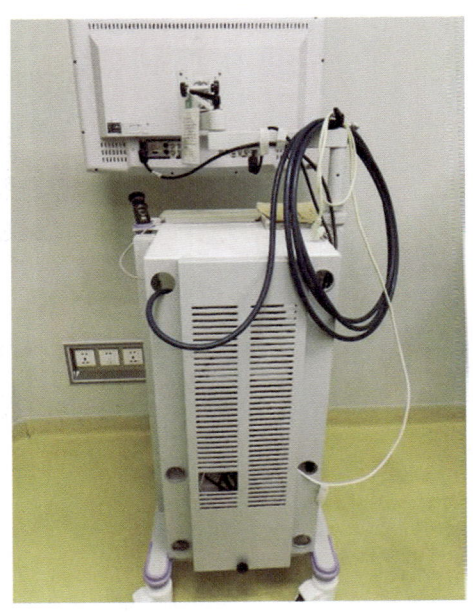

图 5-6　手术结束,关闭电源,整理保养

操作六

Stryker 腹腔镜操作常规

美国 Stryker 腹腔镜（史塞克宫腹腔镜）设备由气腹形成系统、摄像成像系统、动力系统及冲洗-吸引系统组成，与传统手术不同：腹腔镜手术不用开腹，由医师借助于电视显像系统在直视下进行手术操作，具有手术和治疗的双重功效。腹腔镜手术与传统手术相比，更受患者欢迎，尤其是术后瘢痕小，又符合美学要求，青年患者更乐意接受。微创手术是外科发展的总趋势和追求目标。

【操作目的及适用范围】

腹腔镜技术集检查、诊断、手术、治疗为一体，可以根据病情的需要来选择使用。适用于多种妇科病的检查和治疗，如生殖器发育异常、肿瘤、阴道炎、宫颈炎、盆腔炎、子宫内膜异位症、异位妊娠、不明原因的下腹痛、子宫穿孔及不孕等。

【注意事项】

1. 光源　可手动调节光亮度的氙灯冷光源，在手动调节亮度时，光源亮度要调至适中。关机前要将光亮度调回到最低，开机时，亮度也应从最低起调。若使用中突然断电，最好等待 1～3 分钟再开电源，以保护灯泡，延长灯泡寿命。光源上不能放置任何物品，以免影响散热。

2. 传导系统　主要是导光纤维束。要轻拿轻放；术中套上一次性塑料保护套，手术完毕后用湿软布擦干净，避免折成锐角；不用时不可悬吊，应盘曲成直径大于 16cm 的圆圈，以防导光纤维折断；必须定期清洗纤维端面。每次用完及术前准备器械时，导光纤维都应做对光检查，方法是将其一端对光照射，若另一端看到一个个小黑点，则表明是折断的纤维，若截面有 20%～30% 发黑，则需更换导光纤维。

3. 光学接口　手术完毕先将光学接口取下单独放置，避免碰撞损坏，要特别注意保护镜头斜面。光学接口要手工清洗，存放时上面不能摆放物品，以防受压变形。镜头用专用的擦镜纸擦拭，清洗抹干后要旋转检查清晰度，并套上保护帽，勿用手指触摸镜头，以避免留下指印。

4. 电视摄像系统　包括摄像机、摄像头、监视器。摄像头与摄像机有许多接头连接，清洗和消毒时不必每次都拆下，使用时用无菌塑料套套上，可避免因经常浸泡、熏蒸带来的损耗,并能有效防止手术台上盐水浸湿和血液的污染。手术完毕后用软湿布擦干净,再用擦镜纸把前方的镜片擦干净,盖上镜头盖保护。

5. 充气装置 包括气腹机、充气导管、气腹针。CO_2 储气瓶要保持直立,以免造成液化 CO_2 流入气腹机管道。储气瓶带有减压装置,经减压后才与气腹机连接。用毕要先关闭气瓶阀,将气腹机机内的余气放完,面板上各参数复零,再关电源。

6. 电手术器械 高频电刀的供电电路应具备回路监测系统,一旦负极板接触面积减少,机器会自动报警并停止输出,以确保安全。高频电刀由专人定期检测,以确保其正常使用。

【设备维护与保养】

1. 器械宜轻取轻放,不得摩擦、相互碰撞及一手同时拿多样器械。保持轴节灵活、尖端合拢良好、锐利器械刃锋利。

2. 注意镜面的保护。

3. 导线清洁后存放时,不可折叠,盘旋弯曲度应大于90°,以防止光纤折损,影响使用效果及缩短使用寿命。

4. 对各类钳子要经常检查活动关节,注意钳端的闭合情况,关节处涂上专用润滑剂。

5. 锐利器械保存时应套上橡皮保护套。

6. 戳卡、转换器、旋切器上的密封圈如有老化、裂口应及时更换,以免造成术中漏气,影响气腹效果。

7. 冲洗器上的阀门应定期拆卸进行清洁、上油,以保持阀门的灵活性。

8. 所有器械在使用、清洗、保养过程中,关节不应强扳,尖端不能触碰硬物,器械小部件不能丢失。

9. 光源和摄像头在分离前应先确定主机电源关闭方可拔出。

10. 关机后15分钟内不宜搬动腔镜系统。

【使用流程】

见图6-1。

1. 检查摄像机、监视器、冷光源、工作站、打印机、气腹机等设备的电源连接及工作情况,各种器械的消毒准备情况。

2. 连接好设备后依次打开监视器、摄像机、工作站、打印机、冷光源、气腹机,确保所有设备运转正常。

3. 将腹腔镜对准白纸进行手动白平衡,观察监视器色彩调整情况,然后调节光学接口,校准焦距,直到图像清晰度达到最佳。

4. 手术准备工作结束,在手术过程中安排专职护士时刻观察设备运转情况,发现问题及时调整,及时解决。

5. 手术结束后,依次关掉气腹机、冷光源、摄像机、监视器。

6. 专职护士应及时拆卸、检查设备,将各种器械分类整理,使其有序排列。

7. 关掉工作站电脑、显示器及打印机,切断总电源,将全套设备推回原位。

8. 登记本记录使用时间及过程,有无障碍。

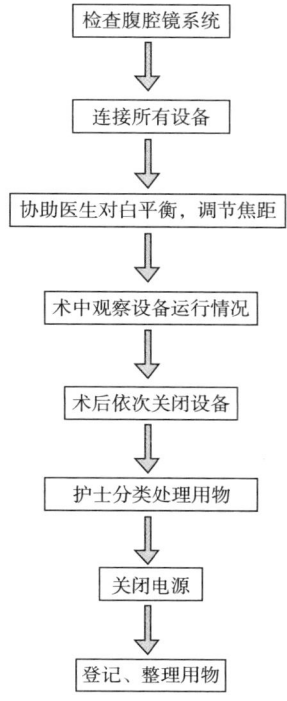

图 6-1　Stryker 腹腔镜的使用流程

【应急方案】

1. 高频电刀　常见故障是不能切凝、报警。应急方法:①检查辅助设备是否插紧插好,包括负极板、手控电刀、脚踏开关、负极板是否与患者接触良好。②快速查看辅助设备是否断线,手控电刀开关是否失灵,及时更换。③如果是输出功率失控,属于复杂故障,需立即更换电刀,及时维修。

2. 摄像系统　常见故障是图像模糊或无图像。应急方法:第一步检查操作和安装是否正确,具体是:①摄像头聚焦是否调到清晰度最佳位置,白平衡是否恰当。②显示器制式、对比度、亮度、色度是否调整合适。③视频线、连接线是否松动,有无断线、信号短路现象,若有则立即更换相应的连接线。第二步检查摄像头连接处是否紧密,若有松脱则内镜偏向一边,显示图像不居中;擦净摄像头,保持内镜视野清晰。

3. 气腹机　常见故障是漏气和不出气。应急方法:①漏气,应检查二氧化碳瓶、管道端接口及套管针等部件,用耳朵仔细听,应能判断漏气部位,应及时拧紧螺母、螺丝,或加用专用密封圈,如仍漏气,及时使用备用件替换。②不出气,可能是二氧化碳瓶压力不够,或管路堵塞,必须更换二氧化碳瓶,检查管路。

4. 冷光源　常见问题是无光源或光源弱。分别检查是否灯泡损坏或灯座氧化,导光束是否插紧、折断。应急方法是更换灯泡,将氧化层刮净,插紧导光束到位或换导光束。

【使用说明】

Stryker腹腔镜的使用说明见图6-2至图6-7。

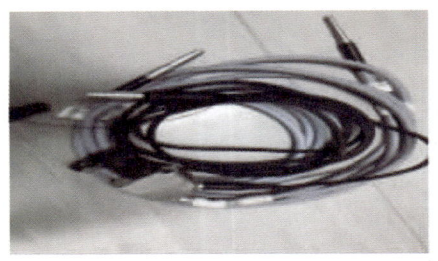

图6-2　选择合适光纤与镜头

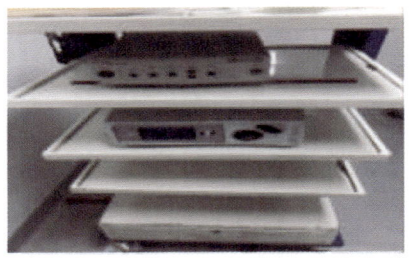

图6-3　连接电源,打开各器械

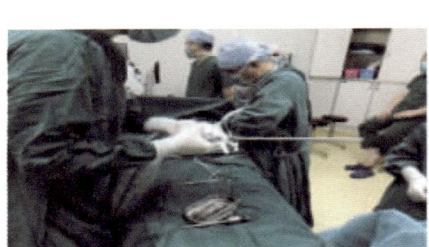

图6-4　安装连接镜头、成像光纤

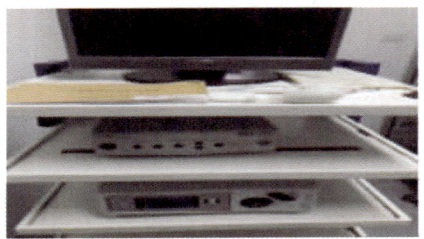

图6-5　调整各参数至使用范围

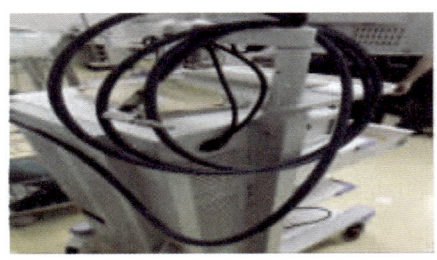

图6-6　术毕,关闭电源,整理连线

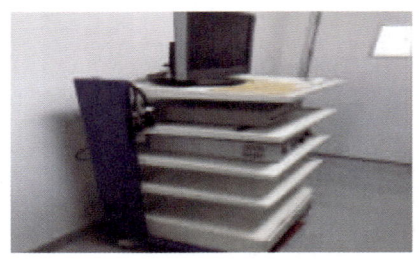

图6-7　将器械推指定位置,登记,保养

操作七

3D 腹腔镜操作常规

三维成像(three-dimensional imaging,3D 成像)技术在 20 世纪 90 年代即已应用于腹腔镜手术系统,以解决传统腹腔镜二维图像在空间定位和辨认解剖结构方面的不足。3D 腹腔镜具有手术视野的三维立体感和手术操作的纵深感,是对传统腔镜技术的进一步发展和有益补充。

【操作目的及适用范围】

3D 腹腔镜手术是基于成熟、规范的 2D 腹腔镜手术术式基础上进行的,其手术步骤、操作技巧与 2D 腹腔镜手术基本一致。3D 腹腔镜手术的适应证范围与 2D 腹腔镜手术相似,主要包括:胆道、阑尾、甲状腺、脾脏、胰腺、肝脏、结直肠、胃肠、减重和腹壁疝外科的手术。

【注意事项】

1. 3D 腹腔镜图像装置不具备防爆功能,需要远离液体和高浓度易燃易爆物。

2. 应保证液体远离所有电气设备,请勿用湿手准备、检查或使用 3D 成像装置,否则可能遭受电击。

3. 使用光源检查患者时,请勿使内镜或其附件的金属部件接触其他系统的金属部件,否则会导致意外电流通过患者身体。

4. 从光源上取下内镜后切勿立即触摸内镜的光导接头先端、导光束先端、导光束接头先端,或光源的输出插口,因为这些部位此时温度极高,可能会导致操作者或患者受伤。

【设备维护与保养】

1. 拔腹腔镜视频接头需要主机在关闭状态。

2. 腹腔镜进出戳卡时,需保证先端弯曲部伸直,避免划伤造成漏水。

3. 正常情况下,无需使用高亮模式。在出血吸收亮度时使用,并在将出血吸引干净后关闭。

4. 避免腹腔镜软管盘圈过小,先端硬质部避免磕碰。

5. 定期擦拭设备表面。

6. 长时间不使用,关闭灯泡开关。

【使用流程】

见图 7-1。

1. 将3D腹腔镜推至手术间,根据手术体位需求,将台车摆放在合适的位置,同时调整3D监视器位置,距离术者距离约为3倍监视器的高度,3D监视器与术者视野保持水平平直,保证术者可在3D监视器水平位置的左右45°范围内观察。接通电源线。

2. 将3D腹腔镜导光插头部插入光源接口,并确认准确连接。

3. 将卡式视频接头UP标记向上对准主机上的内镜接口,MASTER接口连接上层主机,另外接头连接下层主机接口,将卡式视频接头插入视频接口直到听到"咔哒"声。注意保证3D腹腔镜镜头以及导光束部分无菌状态。

4. 依次按下显示器、光源、3DV主机、两台图像处理装置主机启动开关,开启显示器、光源部分以及图像处理装置。

5. 检查各设备前面板指示灯是否亮起并顺利通过自检。设备正常,各设备前面板指示灯全部亮起后,仅保留正常应用功能指示灯亮起。

6. 打开光源灯泡,将灯泡设置在自动调光模式。

7. 白平衡:将3D腹腔镜镜头对准白纱布,长按白平衡按钮,直到听到声音显示白平衡已完成,完成白平衡。

8. 根据手术使用情况,可以在术中进行2D/3D图像切换。按下3DV主机前面板的2D/3D输出切换按钮,切换显示器上2D/3D图像显示。

9. 完成手术后,关闭设备电源开关,将3D腹腔镜镜头取下,擦拭表面血迹后放置在器械台上,等待清洗,清洗前先进行侧漏。

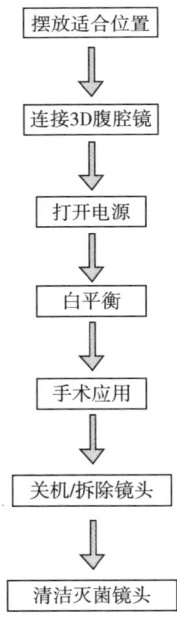

图7-1 3D腹腔镜使用流程

【应急方案】

1. 图像颜色异常,重新做白平衡并确认是否打开NBI模式。

2. 亮度不足,检查灯泡寿命。

3. 腹腔镜的前端有两个物镜,只要有其中一个沾有血液等时,3D 图像即不能正常显示。感觉 3D 图像看不清楚时,需充分去除物镜的污垢后再使用。如果在去除污垢后仍无法解决问题,则可能是腹腔镜的故障,请中止使用。

4. 不戴 3D 眼镜确认观察图像,确认重叠显示的两个图像没有上下方向上的重影。如果上下方向上有重影,则可能是腹腔镜发生了故障。使用已发生故障的腹腔镜容易产生疲劳,可能会导致错误的手术操作。仅左右方向上显示重影属于正常状态。

5. 如设备发生故障,请及时修理,不得带病作业。

【使用说明】

3D 腹腔镜使用说明见图 7-2 至图 7-7。

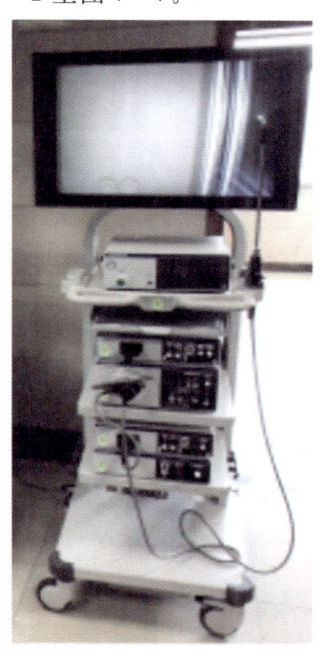

图 7-2　3D 腹腔镜开机连接至图 7-3 状态,能够在显示器上显示腹腔镜图像

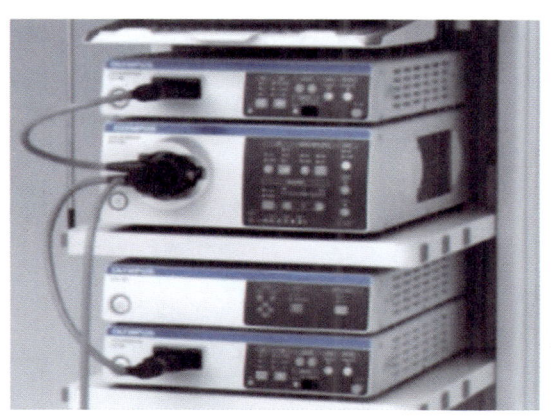

图 7-3　连接 3D 腹腔镜

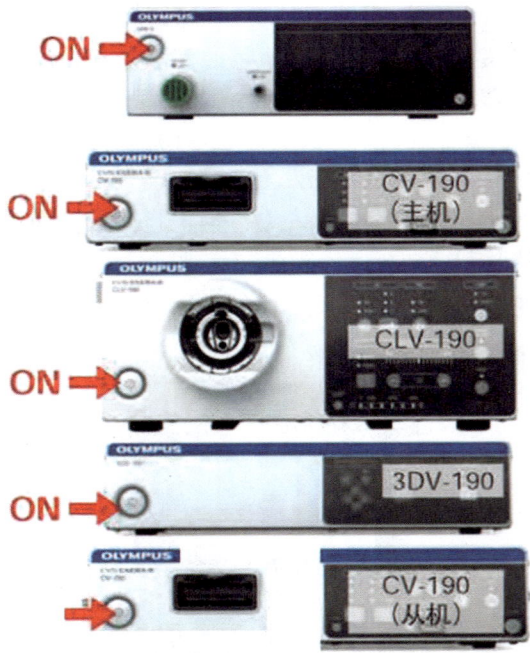

图 7-4 打开电源

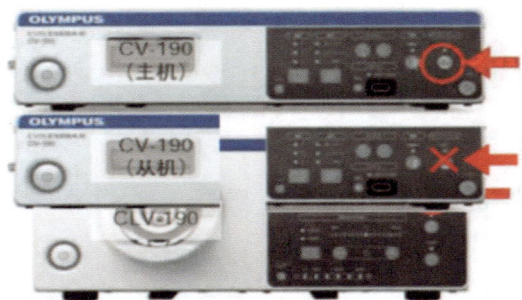

图 7-5 设置白平衡

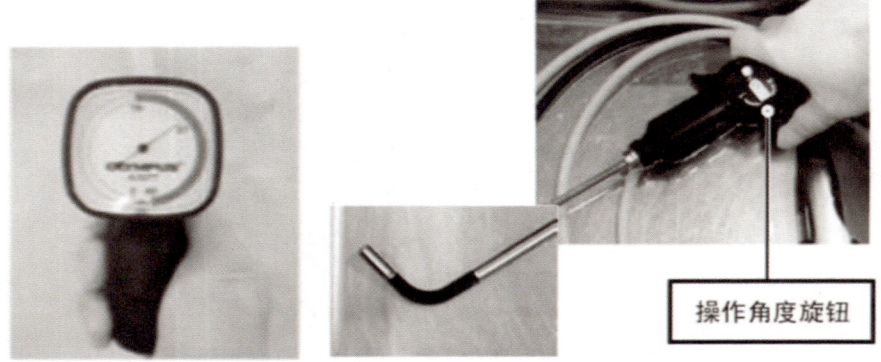

图 7-6 使用完毕,移除 3D 腹腔镜,使用侧漏器进行侧漏,侧漏进行清洗

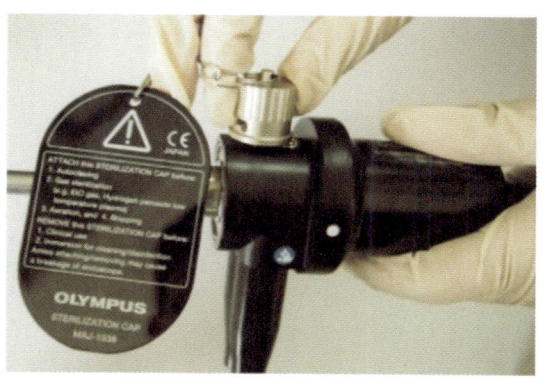

图7-7 3D腹腔镜进行环氧乙烷或者低温等离子进行灭菌,封袋前佩戴ETO帽

操作八 Wolf 腹腔镜系统操作常规

Wolf 腹腔镜是一种带有微型摄像头的仪器设备,使用冷光源提供照明,将腹腔镜头插入腹腔内,医师通过监视器屏幕上所显示患者器官不同角度的图像,对患者进行疾病诊断或运用特殊的腹腔镜器械进行手术治疗。

【操作目的及适应范围】

德国 Wolf 腹腔镜治疗异位妊娠、子宫肌瘤、前列腺电切等。

【注意事项】

1. 掌握 Wolf 腹腔镜的适应手术,熟练使用方法及性能。
2. 手术时严禁用力拖拽、碰撞,以免对光纤和镜头产生损坏。
3. 摄像头不用时必须装上保护帽,以免产生磨损。
4. 及时检查摄像镜头是否清洁,有无磨损或划痕等现象。
5. 光纤使用完毕顺势(15~20cm)进行盘绕,避免打折或扭曲。
6. 检查所有部件是否有损坏,必要时及时更换。

【设备维护与保养】

1. 切勿使摄像头暴露于阳光直射或近旁明亮光源之下。可视及紫外波长范围内的高能辐射可损伤 CCD 晶片表面,并因此引起色度失真和图像噪声。摄像头不用时,必须装上保护帽。
2. 切勿拉动摄像头线缆,切勿挤压和(或)过度弯曲摄像头线缆,否则会引起接线破损,并因此导致图像失效。
3. 将镜头和内镜与摄像头连接。
4. 如果图像颜色变深、模糊或出现图像噪声,可能是因为镜头或变焦镜头的焦距过长。
5. 检查镜头焦距或对变焦镜头的调节。
6. 安装内镜和镜头前,检查确定内镜、镜头和摄像头的玻璃面干燥无尘。用棉签(木或塑料杆,不能使用金属杆)蘸上乙醇可擦除污渍。检查所有部件是否有损坏,必要时更换。

【使用流程】

见图8-1。

1. 检查摄像机、监视器、冷光源、工作站、打印机、气腹机等设备的电源连接及工作情况，各种器械的消毒准备情况。
2. 连接好设备后依次打开监视器、摄像机、工作站、打印机、冷光源、气腹机，确保所有设备运转正常。
3. 将腹腔镜对准白纸进行手动白平衡，观察监视器色彩调整情况，然后调节光学接口，校准焦距，直到图像清晰度达到最大值。
4. 手术准备工作结束，在手术过程中安排专职护士时刻观察设备运转情况，发现问题及时调整，及时解决。
5. 手术结束后，依次关掉气腹机、冷光源、摄像机、监视器。
6. 专职护士应及时拆卸、检查设备，将各种器械分类整理，使其有序排列。
7. 关掉工作站电脑、显示器及打印机，切断总电源，将全套设备推回原位。
8. 登记本记录使用时间，过程，有无障碍。

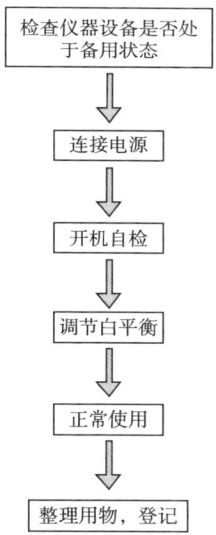

图8-1 Wolf腹腔镜系统使用流程

【应急方案】

1. 使用前请开机自检，如出现问题，禁止使用。
2. 使用前检查是否处于备用状态，仪器是否齐全，连接是否正确。
3. 使用过程中，如出现黑屏状态，及时检查光源镜头连接是否紧密。
4. 如出现成像模糊，及时调节白平衡，以达到最佳成像效果。

【使用说明】

Wolf腹腔镜系统使用说明见图8-2至图8-7。

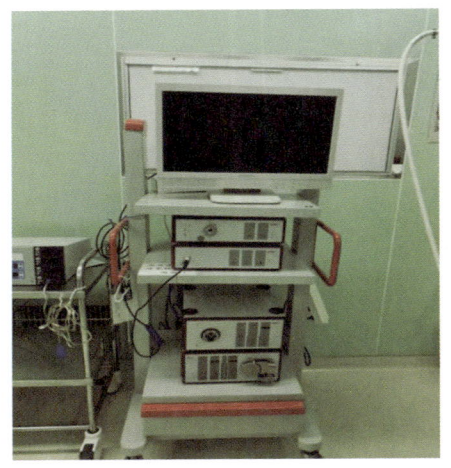

图8-2　检查仪器设备是否处于备用状态

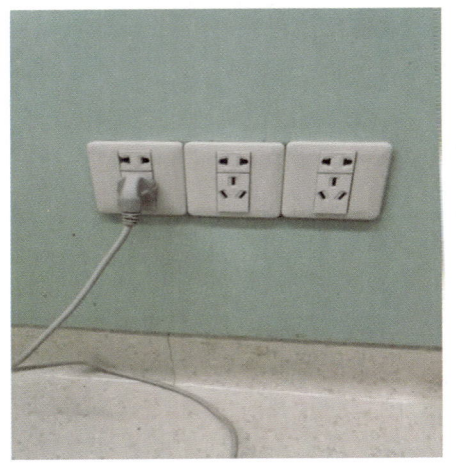

图8-3　连接电源

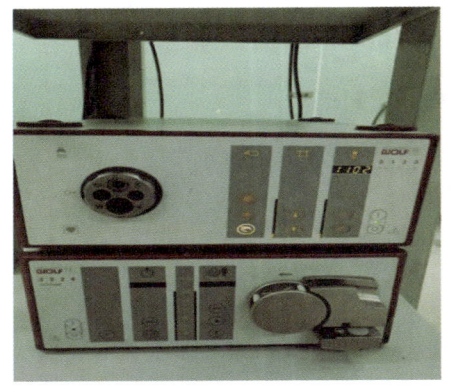

图8-4　开机自检

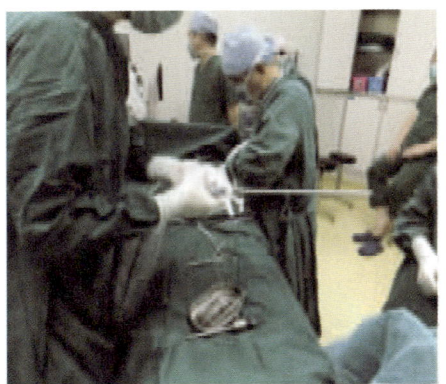

图8-5　调节白平衡

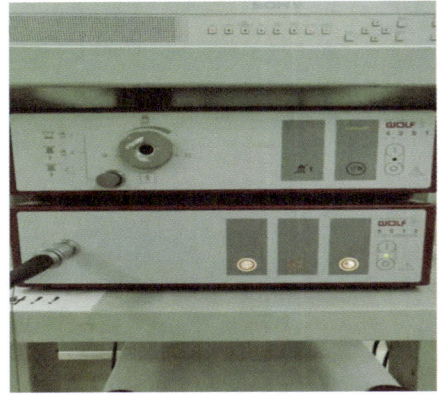

图8-6　正常使用

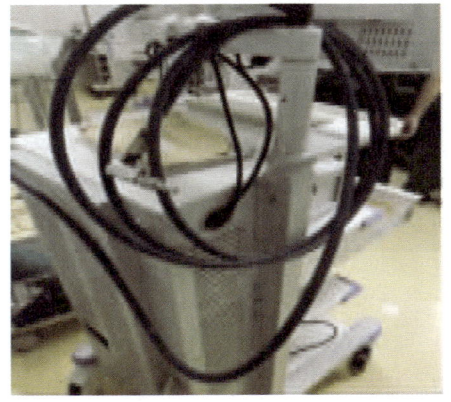

图8-7　整理用物，登记

操作九 电切镜操作常规

电切镜是在膀胱镜和尿道镜基础上发展的新型经尿道电切除镜,主要用于经尿道切除前列腺(TURP),治疗前列腺增生症。还可用于膀胱内肿瘤电切(TURBT),尿道电灼及膀胱颈尿道内瘢痕切除等。

【操作目的及适用范围】

1. 泌尿外科　前列腺增生的检查、切除,以及一定尺寸范围内的结石取出等。
2. 妇科　子宫畸形修复,子宫粘连,内部肌瘤切除等。

【注意事项】

1. 摄像头插拔主机时需关闭电源,摄像头插头为插拔式接口,确保插到位,镜子、导光束等一定要连接到位防止掉落摔坏。
2. U盘在指示灯闪烁时不能插拔。
3. 型号是8开头的摄像头(如85525922)才可以高温高压消毒。
4. 禁用紫外线照射。

【设备维护与保养】

1. 手术完毕后,拆卸所有镜鞘、灌流旋阀、封帽,用流动水冲洗干净,用专用清洗毛刷刷洗工作通道,每个通道可刷洗两次,把污物清理干净。
2. 镜身表面可用湿纱布擦拭。
3. 将镜鞘、配件、活检钳等放入专用酶洗液内浸泡5分钟(若担心进水,可用酶洗液刷洗)。
4. 流动水冲洗镜子、镜鞘、配件、活检钳等。
5. 干纱布擦拭表面,工作通道吹干,配件组装到镜鞘上,所有旋阀需保持打开状态。
6. 镜子、镜鞘等分别置入专用灭菌盒,固定好,避免在灭菌盒内晃动。
7. 灭菌、存储。

【使用流程】

见图9-1。

1. 连接好摄像头、镜子、导光束,打开各主机电源开关,打开灯泡开关。
2. 旋转光学接口上的两个旋钮调节焦距及图像大小。
3. 白平衡:对准白色纱布 4cm 左右(整个图像全部显示纱布),调节好最佳清晰度,按白平衡键或摄像头上的快捷按钮(长按 1 号键)调节白平衡(注:调节白平衡时要等屏幕显示完成才表示校正成功)。
4. 内窥镜模式选择键,按照手术要求选择不同手术模式(LAP/THORAX:腹腔镜,FIBER:纤维镜,URO/GYNRESECTION:妇科、泌尿科)。调节摄像头亮度,基本亮度数值为 40(亮度不够,或反光严重可上下调节)。
5. 开始手术。
6. 手术结束后关闭各个主机电源,拆卸镜子、导光束等。

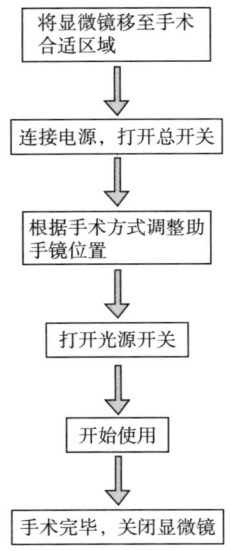

图 9-1 电切镜的使用流程

【应急方案】

1. 如主机出现开机无图像,只单出现彩条,请检查摄像头与主机处是否连接好,如确定插头处无问题后仍无图像时,禁止继续开关主机,请联系设备科。
2. 如术中图像出现干扰性横纹,请及时联系设备科。
3. 如图像模糊且通过清理镜子两端镜片没有改善时,不要继续使用,请及时联系设备科。

【使用说明】

电切镜的使用说明见图 9-2 至图 9-6。

操作九　电切镜操作常规

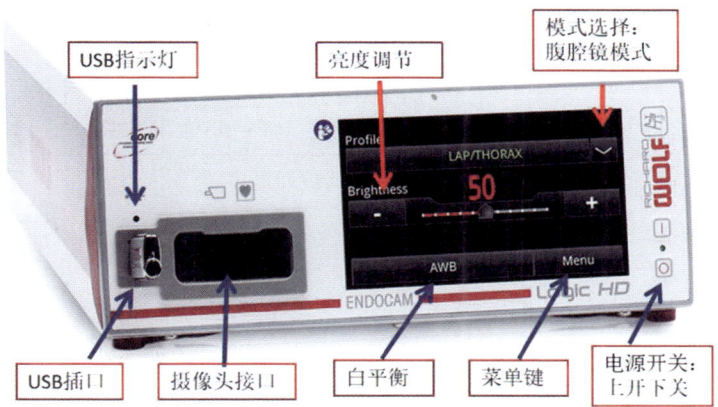

图 9-2　主机面板功能介绍

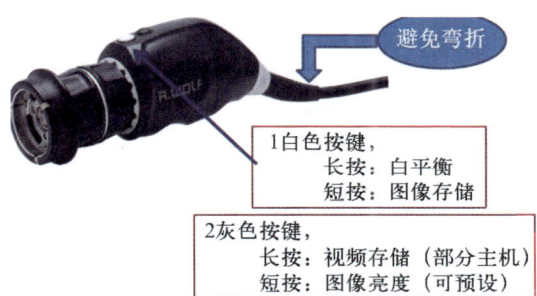

图 9-3　摄像头按键功能介绍及注意事项

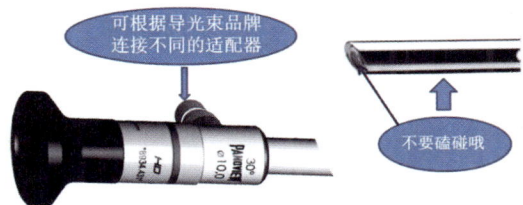

图 9-4　光学镜连接方式及注意事项

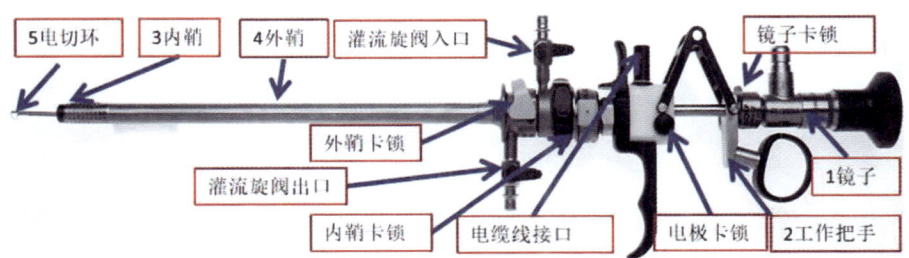

图 9-5　电切镜全套器械的组装示意图

安装流程
工作把手→内鞘→外鞘→电极→镜子→电缆线→摄像头→导光束

拆卸流程
导光束→摄像头→电缆线→镜子→外鞘→电极→内鞘→工作把手

图 9-6 组装及拆卸顺序

操作十 （富士、奥林巴斯）胆道镜操作常规

胆道镜是利用机器发出红、绿、蓝三种闪烁光，顺次从软镜前端射出，并照射到胆道内的物体，物体反射光线，通过软镜前端的摄像晶片将信号输入控制器，然后解调出 RGB 信号至监视器，显示出清晰的图像，操作者可通过监视器观察胆道内的情况。

【操作目的及适用范围】

胆道镜用于胆道疾病的检查，如术中发现结石，视情况取出。

【注意事项】

1. 操作时不要使软镜过度弯曲，并防止利器刺伤外皮。
2. 器械伸入软镜或从软镜中抽出，必须确保器械处于闭合状态。如果操作器械上夹持物品时（如取石网篮套着石头），必须将软镜或操作器械一同抽出胆道，将操作器械上的物体彻底清理干净后，方可将器械从软镜内抽出。

【设备维护与保养】

1. 使用后，应对软镜进行测漏，检查外皮是否完好，防止漏水损坏内部的电子元件。
2. 清洗软镜表面和工作通道时，应使用柔软的擦布、清洗刷，保持干净，防止损伤镜面。
3. 使用压缩空气吹干工作通道水分，抹干软镜表面的水迹，未进行灭菌时垂吊放置于干燥仪器柜内。
4. 清洗取石篮时，用 10ml 注射器抽吸清水注入取石篮的清洗通道，将其内部的血渍冲洗干净，用软布擦干表面及头端的钢丝，并仔细检查，如发现钢丝起毛刺断裂时，此取石篮应作废。最好用压缩空气吹干清洗通道内水分。

【使用流程】

见图 10-1。

1. 使用前应检查设备整体是否有损坏的情况。
2. 用戊二醛浸泡钳子，用注射器抽取消毒液冲洗器械通道和冲液通道，连接镜子冲水管、摄像头和导光束，安装小帽并防止丢失。将光源亮度调节至需要的档位（旋钮的 1/3 档）。
3. 连接至主机，开机自检。

4. 调节摄像头对焦环进行对焦,通过镜子微调调整好图像清晰度及黑白平衡。

5. 将镜子伸入患者腔隙进行观察。所有器械在探出镜子,视野下可以观察到时再开始使用。

6. 在将某种器械插入或退出镜子的器械通道时,内镜必须处于平直(无偏移)的位置,防止损伤镜子器械通道的内壁。

7. 在取石时,要将套石网篮和镜子一同取出,防止结石剐蹭、损伤器械通道内壁,严禁通过操作通道将结石取出。

8. 术毕,将机器恢复初始功率,关闭电源,保洁擦拭并登记使用记录。

9. 使用后,对内镜及附件进行清洗,对器械通道要用注射器反复清洗,也可用清洗毛刷彻底清洗镜子器械通道并烘干。但不要用高压水枪冲洗,以免损坏。

10. 放置内镜存储箱内存放,下次消毒前必须由专人测漏。

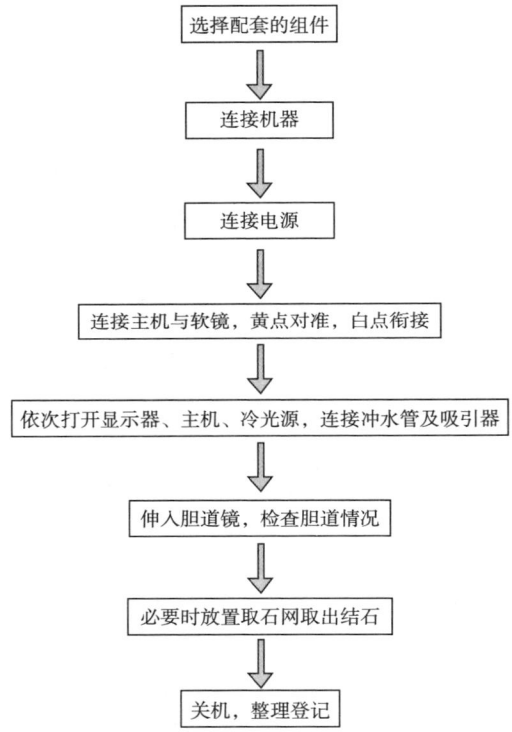

图 10-1 (富士、奥林巴斯)胆道镜的使用流程

【应急方案】

1. 如遇急诊手术,软镜浸泡消毒时间不足 10 小时,科室主任签字后方可使用。

2. 如果发现软镜有漏气现象,则不能对软镜进行浸泡灭菌或使用。

【使用说明】

(富士、奥林巴斯)胆道镜的使用说明见图 10-2 至图 10-9。

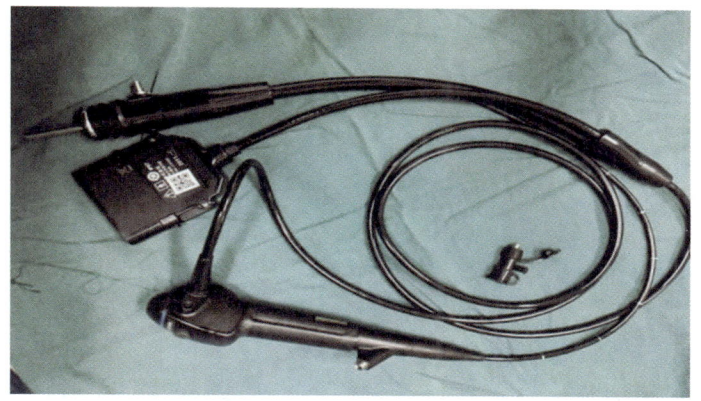

图 10-2　选择配套的组件

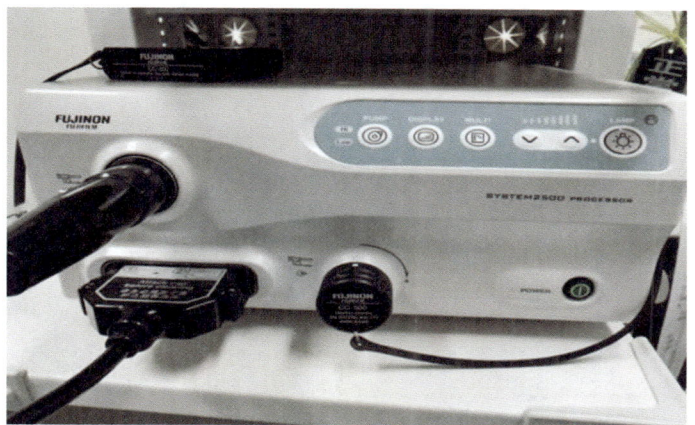

图 10-3　连接机器

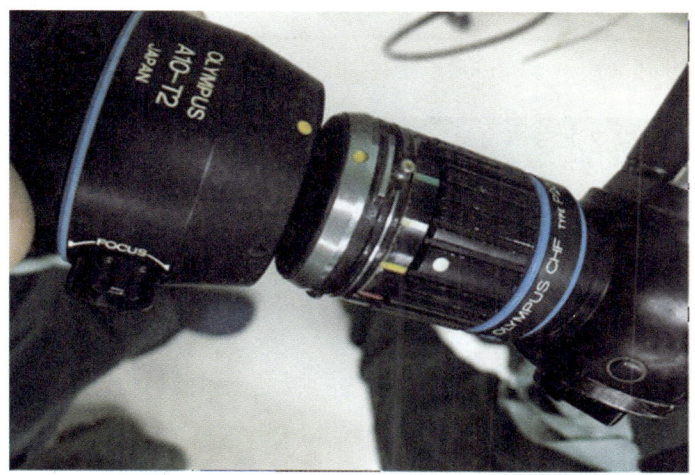

图 10-4　连接电源

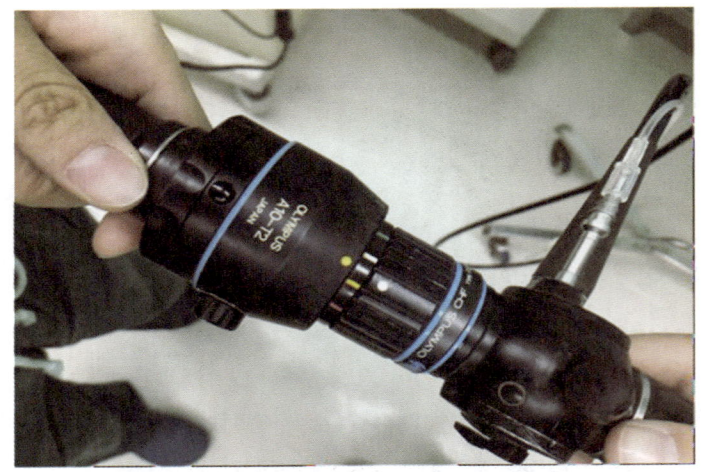

图 10-5 连接主机与软镜，黄点对准，白点衔接

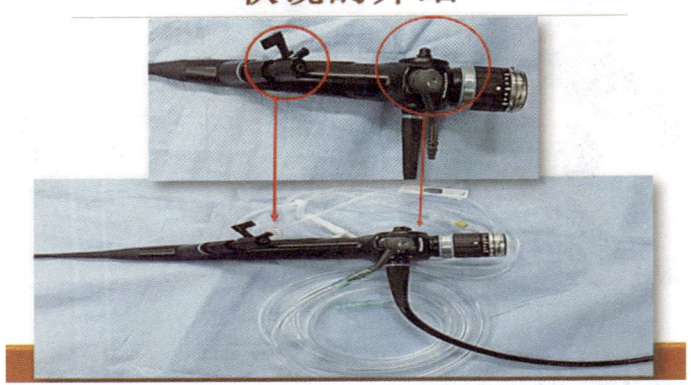

图 10-6 依次打开显示器、主机、冷光源，连接冲水管及吸引器

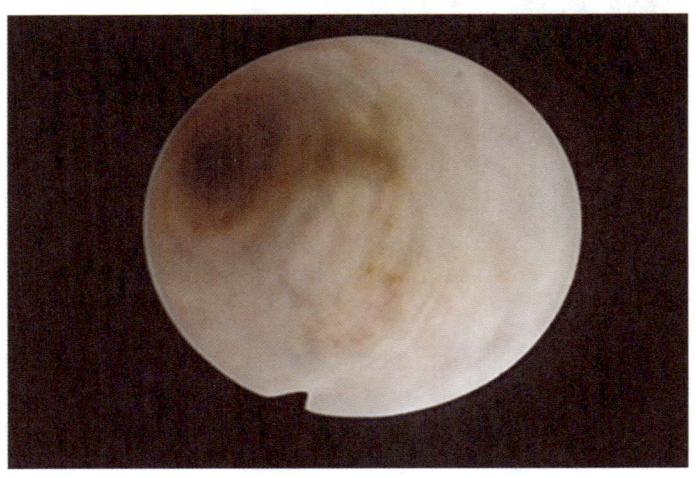

图 10-7 伸入胆道镜，检查胆道情况

操作十 （富士、奥林巴斯）胆道镜操作常规

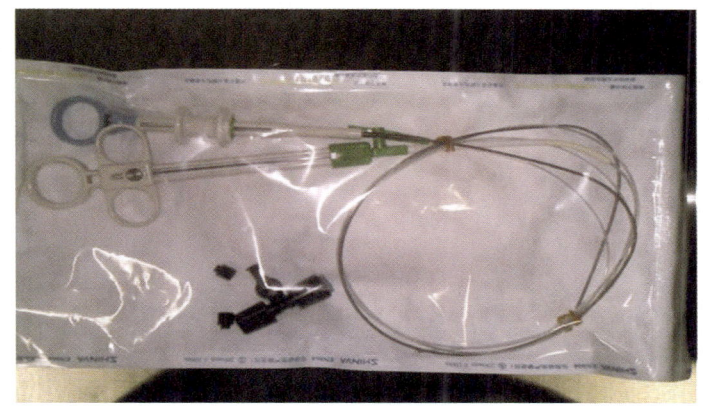

图 10-8　必要时放置取石网篮取出结石

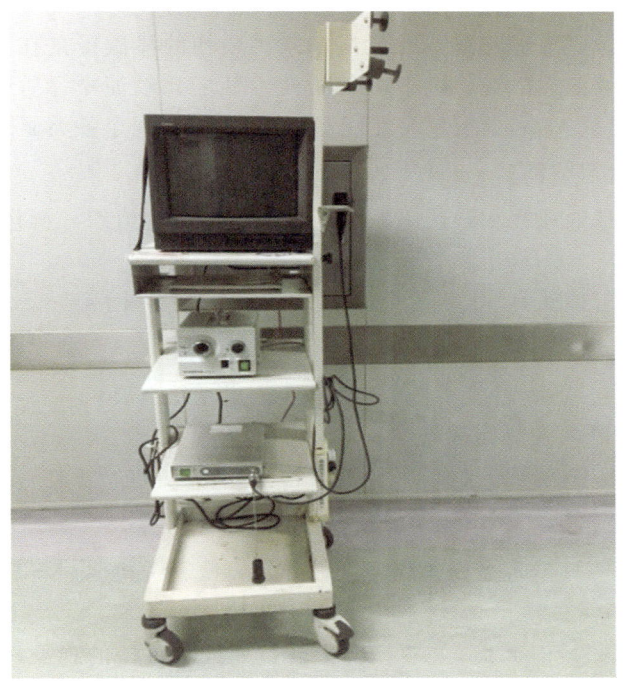

图 10-9　关机，整理登记

操作十一

莱卡显微镜操作常规

显微镜的研制,从15世纪开始并发展起来。最初的显微镜是在简单的放大镜的基础上设计出来的单透镜显微镜,放大率不高,技术性能比较简单。后来设计出二次放大图像的复式显微镜,放大率、分辨率及性能不断提高,成为现今各类显微镜的基本形式。

【操作目的及适用范围】

显微镜能够清楚地观察和辨认肉眼不能看到的细微的组织。操作越精细,对组织的损伤反应就越小。

现已广泛应用于脑外科、耳鼻喉科、眼科、手外科、整形外科。

【注意事项】

1. 使用显微镜过程中,注意各线路勿拧转,防止光纤断裂。

2. 较远移动时需两人协同操作。

3. 机器自检时,不能操作仪器,等机器自检完成,方可进行操作。

【设备维护与保养】

1. 显微镜的照明灯泡寿命因工作时间而异。每次开关机时应将亮度调到最小,先关闭照明开关再关闭电源。

2. 显微镜使用一段时间后,关节锁会出现过死或者过松的现象,每次使用前应常规检查各个关节部位有无松动。

3. 每次使用后,应用软布擦去显微镜的污垢。

4. 建立保养制度,由专业人员进行定期保养,检查、调整。

【使用流程】

见图11-1。

1. 先将显微镜移至手术合适区域(释放脚闸)。

2. 连接电源,打开总开关,等待显微镜自检。

3. 根据手术开颅方式调整助手镜位置:常规助手镜在主镜右侧,只有幕下开颅左侧卧位时,助手镜在主镜左侧。

4. 使用时安装显微镜套,将各臂关节松开。

5. 打开光源开关,根据手术需要调节光源亮度,调节光亮度旋钮不可超过绿色区域。
6. 使用过程中,使用者主要通过手柄上的电磁锁来控制显微镜操作。
7. 手术完毕后,将光亮度旋钮调至最低,关光源开关,将显微镜臂收回,关电源开关。

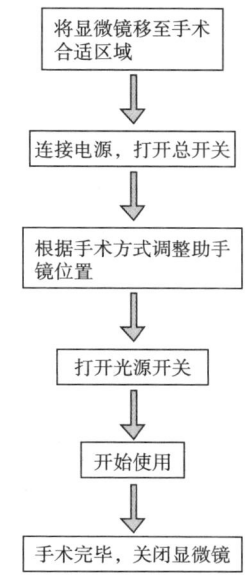

图 11-1 莱卡显微镜使用流程

【应急预案】

1. 使用前开机自检,如出现问题禁止使用,由专业人员来维修。
2. 使用过程中如突然断电,应立即关闭电源、照明开关,防止保险丝、灯泡损坏。
3. 操作显微镜时应先掌握操作方法,有专业人指导。

【使用说明】

莱卡显微镜的使用说明见图 11-2 至图 11-8。

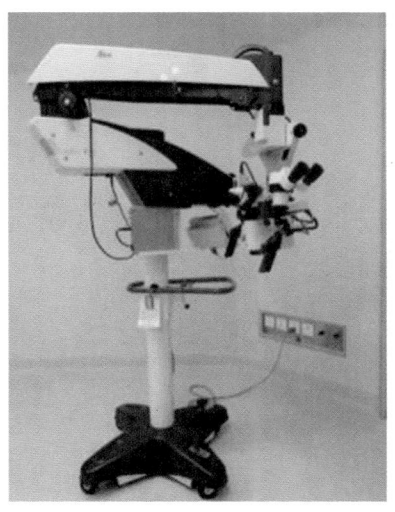

图 11-2 将显微镜移至手术合适区域

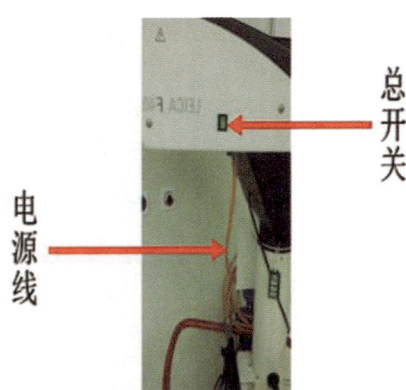

图 11-3　连接电源，打开总开关

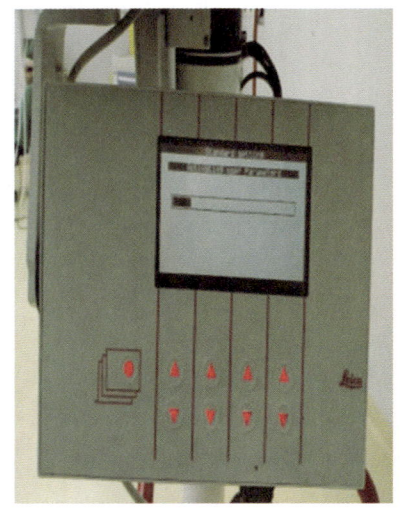

图 11-4　等待显微镜自检

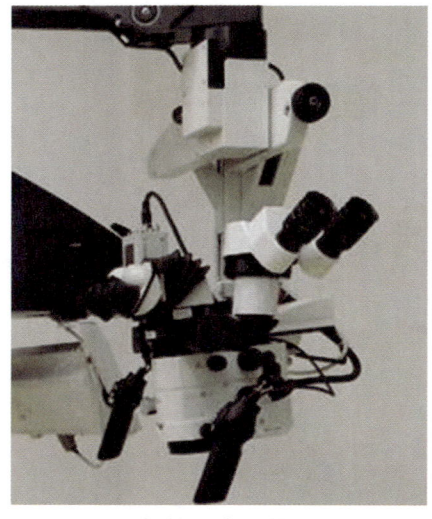

图 11-5　根据手术调整助手镜位置

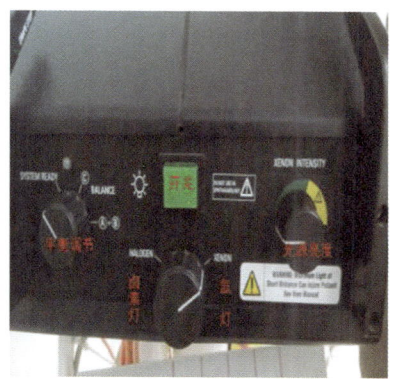

图11-6　打开光源开关,根据手术需要调节光源亮度,调节光亮度旋钮不可超过绿色区域

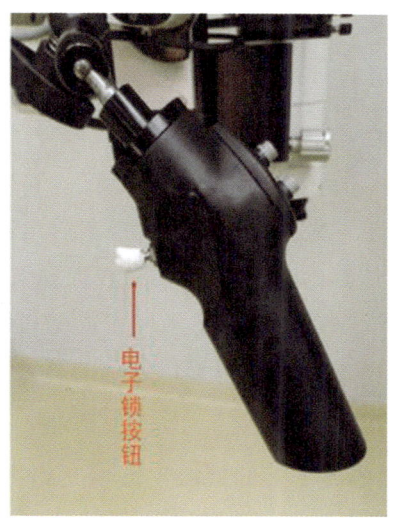

图11-7　使用过程中,使用者主要通过手柄上的电磁锁来控制显微镜操作

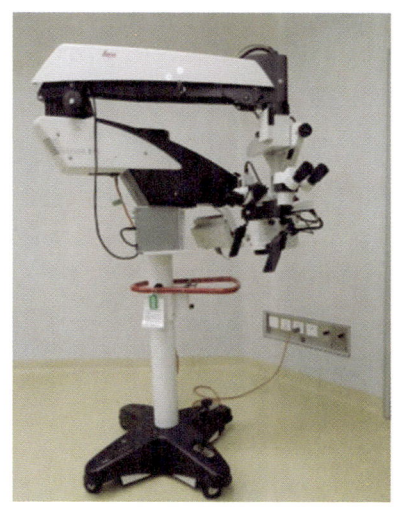

图11-8　手术完毕后,将光亮度旋钮调至最低,关光源开关,将显微镜臂收回,关电源开关

操作十二

蔡司显微镜操作常规

手术显微镜设计用于整形和重建外科、神经外科以及其他学科,即该装置满足这些学科对手术显微镜的特殊要求。

【操作目的】

1. 手术显微镜利用复消色差光学理论提供了精湛的光学质量。

2. 显微镜图像显示了最佳对比度、分辨率以及较大的景深。

3. 综合的电动 Varioskop 物镜允许到手术区域的工作距离可以在 200～415mm 进行调整。比率为 1∶6 的机动型变倍系统可提供连续的放大倍数调整。

【注意事项】

由于支架易于操纵,这就造成了人们趋向于低估其相当大的重量。因此,应缓慢小心地移动支架。当对立柱进行重定位时,请遵循以下几点:

1. 将悬挂臂折叠至移动位置。

2. 使用旋钮关闭照明系统,使用电源开关关闭系统。

3. 从墙式插座内移除电源插头。

4. 避免任何形式的碰撞。

5. 不要在阶梯和通道边缘行进,支架可能会翻倒。

6. 当沿斜面移动时,请特别小心,不要将支架停放在斜面上。

7. 不要将电源线绕置在其他电缆支架上。

8. 当穿过门道时,请留心高度。

【设备维护与保养】

1. 使用后,及时保洁,用柔软干燥的布轻擦本机。长期不用应至少每个月通电一次,检查机器的使用状态。

2. 使用后盖好系统以防灰尘。不使用时,要及时将光学部件和配件放置于防尘箱中。

3. 蒙盖系统时,确保有足够的间隙容许显微镜横臂和手术显微镜的移动。布罩在手柄上保持松弛尤为重要。

【使用流程】

见图 12-1。

1. 先将显微镜移至手术合适区域(释放脚闸)。
2. 连接电源,打开总开关,等待显微镜自检。
3. 根据手术开颅方式调整助手镜位置:常规助手镜在主镜右侧,只有幕下开颅左侧卧位时,助手镜在主镜左侧。
4. 使用时安装显微镜套,将各臂关节松开。
5. 打开光源开关,根据手术需要调节光源亮度,调节光亮度旋钮不可超过绿色区域。
6. 使用过程中,使用者主要通过手柄上的电磁锁来控制显微镜操作。
7. 手术完毕后,将光亮度旋钮调至最低,关光源开关,将显微镜臂收回,关电源开关。

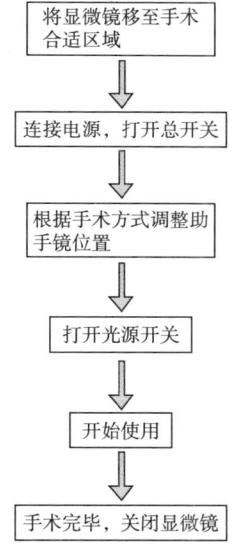

图 12-1 蔡司显微镜的使用流程

【应急方案】

1. 使用前请开机自检,如自检出现问题,禁止使用。
2. 开机如遇灯不亮须关机后检查氙灯是否有问题,解决后再开启电源。

【使用说明】

蔡司显微镜的使用说明见图 12-2 至图 12-7。

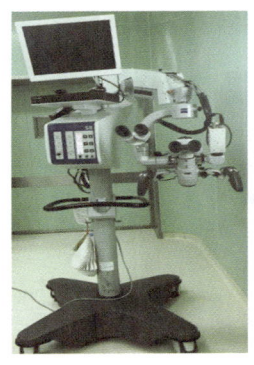

图12-2　先将显微镜移至手术合适区域

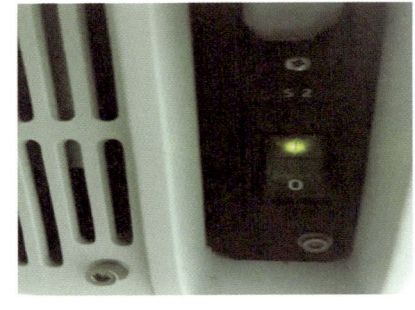

图12-3　连接电源，打开总开关，等待显微镜自检

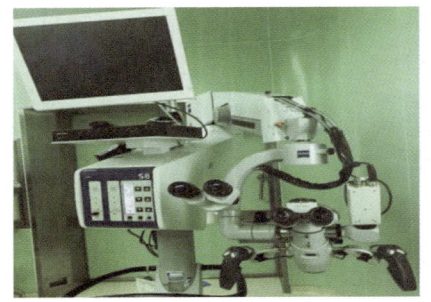

图12-4　根据手术开颅方式调整助手镜位置

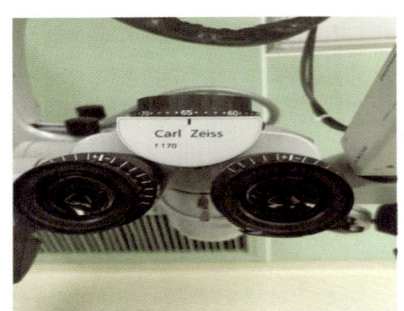

图12-5　打开光源开关

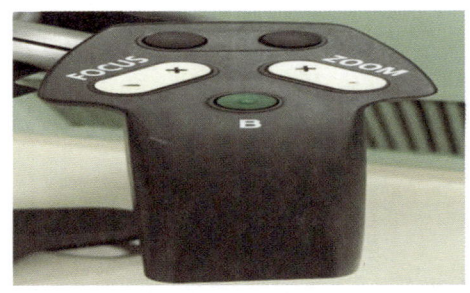

图12-6　通过手柄上的电磁锁来控制显微镜操作

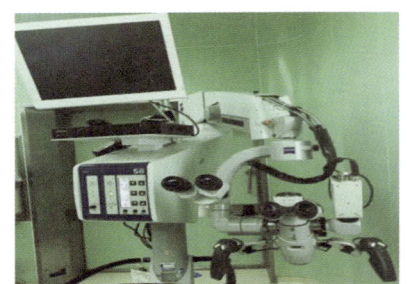

图12-7　手术完毕后，将光亮度旋钮调至最低，关光源开关，将显微镜臂收回，关电源

操作十三

OPMI PENTERO 800 手术显微镜操作常规

OPMI PENTERO 800 是一台对手术区域进行照明和放大并支持手术过程中视频显示的手术显微镜。

【操作目的及适用范围】

OPMI PENTERO 800 手术显微镜适用于神经外科中的头颅和脊椎手术,以及听觉神经和颅底的耳鼻喉科治疗。更多的适用范围包括意外事故的重建和整形手术,整形手术以及口腔和面部手术。OPMI PENTERO 800 也适用于多学科的显微外科。其被设计用于内窥镜和手术显微镜联合使用进行操作。该系统配备导航系统以及外部网络系统用接口,可以与外网进行数据通信,可用于医院、诊所或者其他医疗机构。

【注意事项】

1. 操作人员须经培训后方能使用,非专业人员勿随意摆弄或拆开机器。

2. OPMI PENTERO 800 不得用于眼科手术,确保没有氙灯光线或者激光辐射进入患者眼睛。

3. 请注意设备上所有的符号以及所连接的标签。

4. 如果系统发生改动,应当进行适当的检查和测试,以完全保证仍能安全使用。

5. 为了防止对眼睛造成损害,避免直接看向光源,例如显微镜物镜或光纤等。在开始时要采用最低的亮度设置,并逐渐提高至所需要、可以接受的亮度水平。随着光源的不断老化,在相应设置条件下所给出的实际光照强度会降低(这是系统的正常属性)。

6. 如果氙灯使用时间超过其 500 小时的寿命,可能随时发生故障和中断操作。请更换已到寿命的氙灯。触摸屏上显示的剩余工作寿命会自动复位。

7. 只能在灯泡冷却后更换灯泡模块(这大约需要 10 分钟)。在故障情况下,热灯泡内的高压可能会导致灯泡爆炸。氙灯的热表面也可能造成灼伤。

8. 如果出现故障且自己无法解决,请在设备上粘贴标签表明其无法正常工作,然后联系公司服务代表。

【设备维护与保养】

1. 应当在使用之后立即对设备和附件进行清洁，设备的所有机械表面都可以用潮湿的抹布来擦拭清洁；不要使用任何刺激性或腐蚀性的清洁剂。

2. 保护内部光学设备，防止灰尘污染，系统不得在没有物镜、双筒目镜和目镜时存放。使用完成后，在系统表面盖上防尘罩以免设备上落上灰尘。目镜、物镜和附件不使用时，确保将其保存在防灰尘的包装盒中；根据规定清洁光学元件（目镜、物镜）的外表面。

3. 当使用真空罩时，确保真空罩周围留有足够空间便于显微镜支撑臂和手术显微镜移动。在手柄周围尤其要留出空间。必须确保医生通过真空罩也能可靠地操作控件。

4. 常规预防性维护请联系当地的 Carl Zeiss 服务代表。

5. 建议在达到规定的运行小时数后更换光源（500 小时）。

【使用流程】

见图 13-1。

1. 在首次使用之前　所有连接部分都已经正确连接，连接螺丝都已拧紧。所有电缆和插头都处于良好状态。确定安装地点的供电电压，并据此设置设备的工作电压。只能将电源插头插入吻合的插座中，插座带有完好的保护接地接头。使用的电源线缆符合本设备设计的要求。在把设备连接到任何网络时，请确保网络没有危险电压。

2. 每次使用之前　在每次使用之前，请执行平衡步骤，使手术显微镜能够在工作范围内所有方向都保持平衡。为防止附件掉落，在每次使用之前，请确保所有的部件和附件都已经牢牢固定到位。为防止设备超预期的反应，请在每次使用之前检查软件的用户设置。设备只能使用合适的附件。禁止遮挡任何通风口，以防止系统的光源由于过热而产生故障。请检查显微镜是否有足够的运动空间，设备自身及其附件是否会由于移动而发生相互碰撞造成损坏。

3. 使用期间　请按照图 13-1 中的术前准备/术中操作/导航图像镜内投射/影像存储与输出来进行设置。

【应急方案】

1. 再次开启机器前请确保上一次关机完全结束（观察进度条）；建议两次开机之间间隔 1 分钟以上。

2. 若术中发生电子故障，显微镜会自动启用安全模式，此时照明正常工作，电动功能失效，启用手动控制。待手术结束或可暂停时，尝试将机器关机重新启动。

3. OPMI PENTERO 800 配备 UPS 备用电源，若较长时间不用请给其充分充电（12 小时）。

操作十三　OPMI PENTERO 800 手术显微镜操作常规

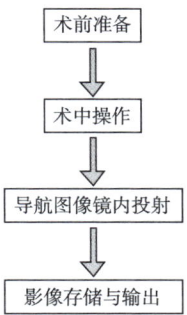

图 13-1　OPMI PENTERO 800 手术显微镜操作流程

【使用说明】

OPMI PENTERO 800 手术显微镜使用说明见图 13-2 至图 13-10。

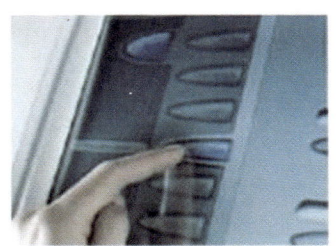 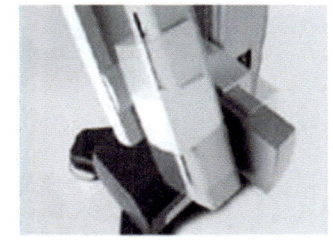

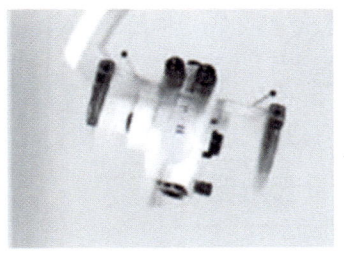 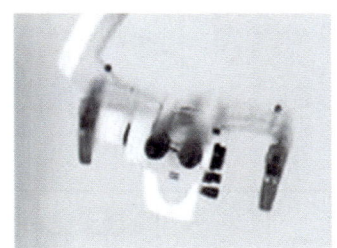

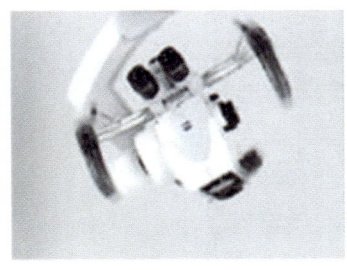 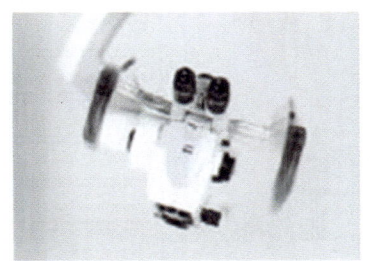

图 13-2　一键平衡——20 秒全自动完成

若无配件变动,则无需每次平衡;术中快速平衡,可选择"只平衡主镜"。

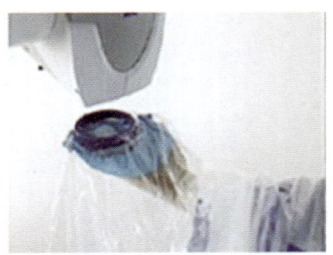 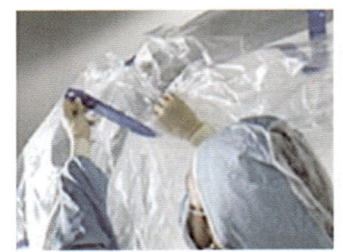
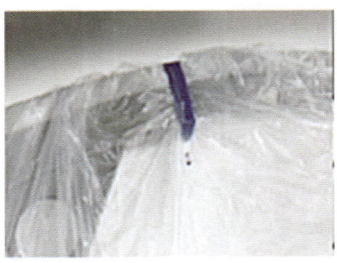 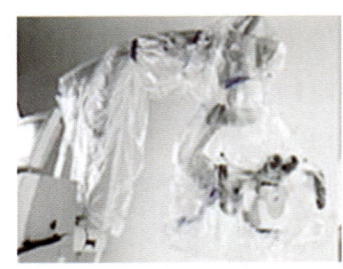
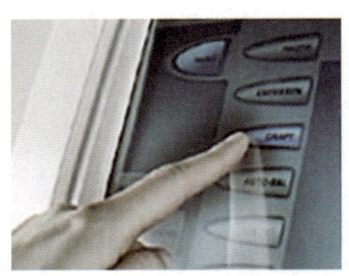 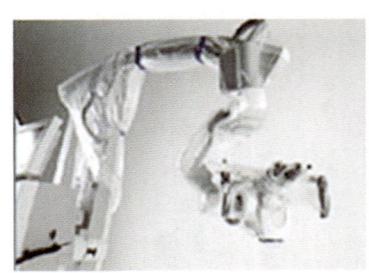

图 13-3　消毒套自动抽真空功能

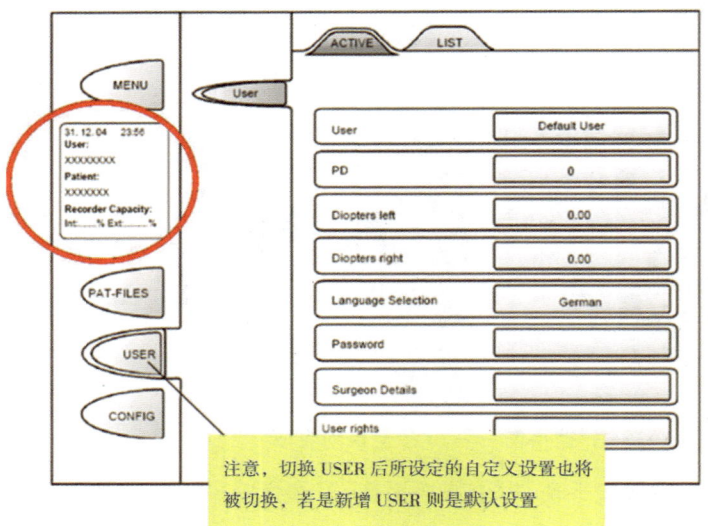

注意，切换 USER 后所设定的自定义设置也将被切换，若是新增 USER 则是默认设置

点击进入可设定 USER 的权限，例如：
- 设定进入密码
- 只开放查看本人手术
- 无拷贝权限
- 无增加删除 USER 权限等

图 13-4　使用者的创建和管理

操作十三　OPMI　PENTERO 800 手术显微镜操作常规

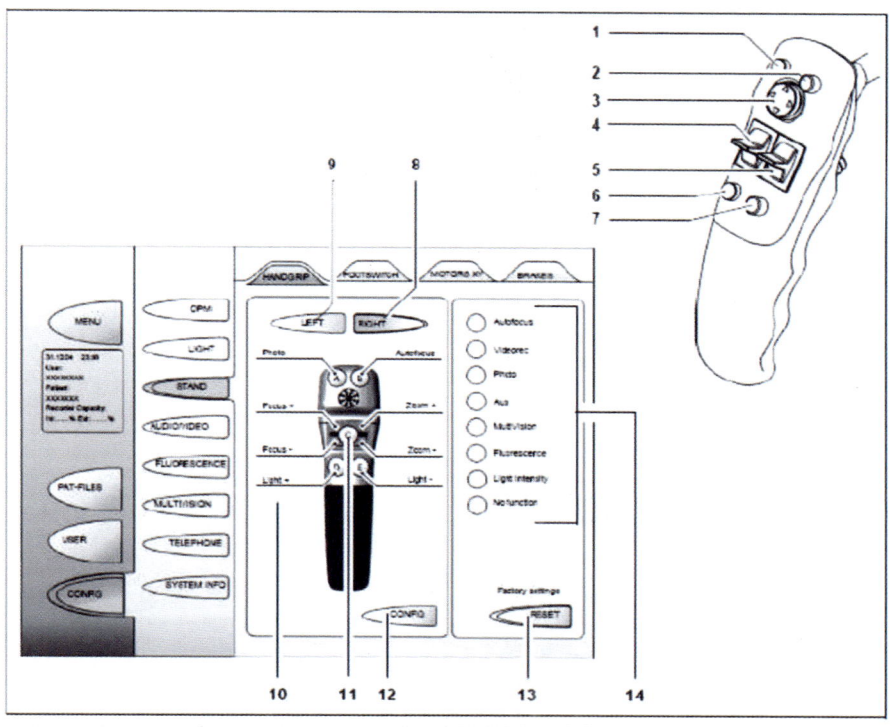

图 13-5　手柄功能设置

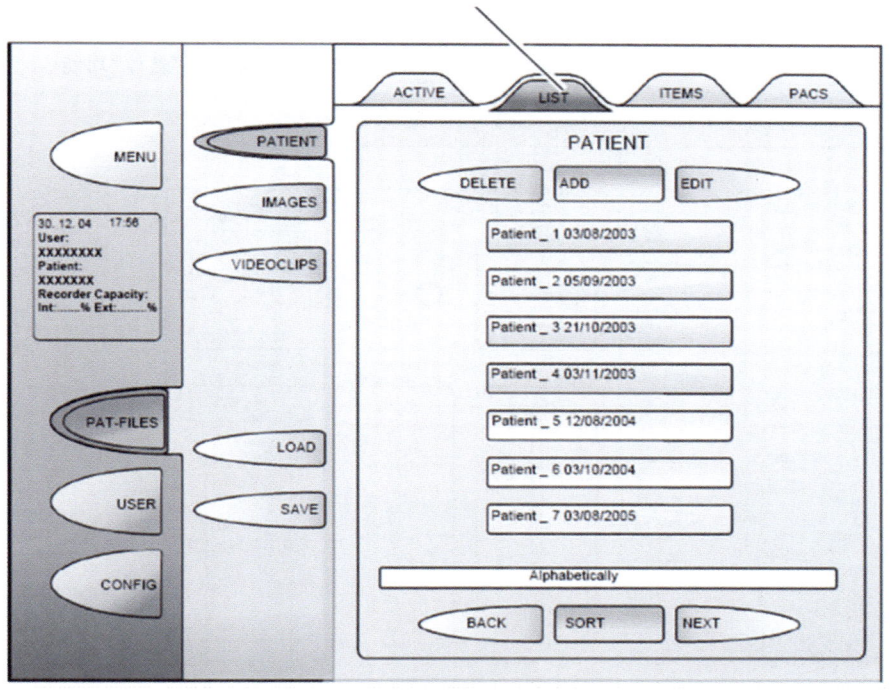

图 13-6　病人档案的创建和管理

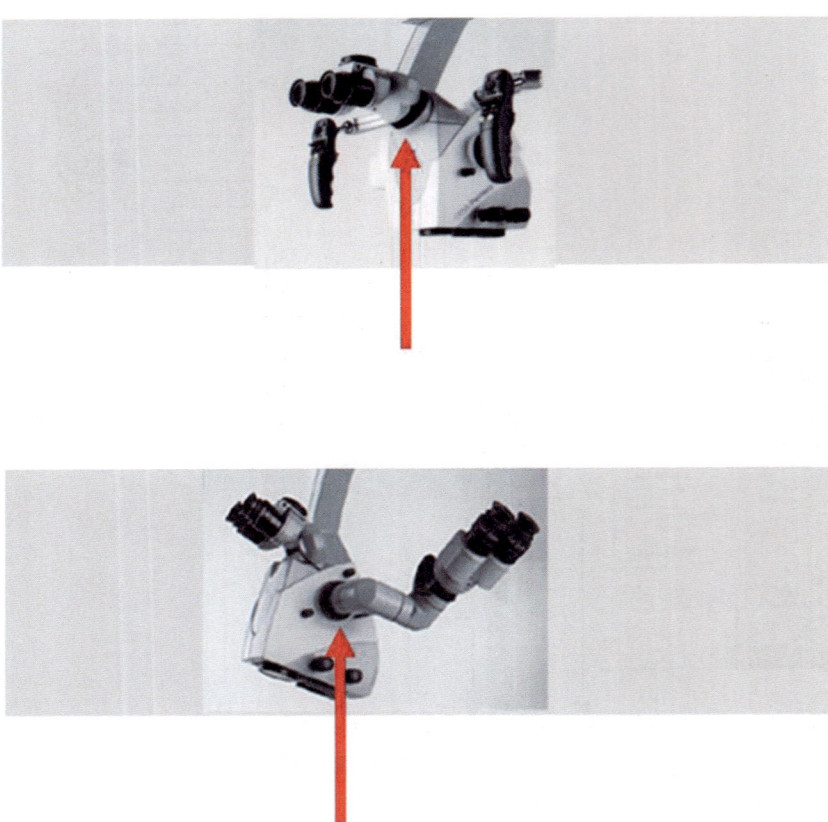

图 13-7 双筒目镜的调节：主刀镜可左右 360°旋转，助手镜"悬浮"功能

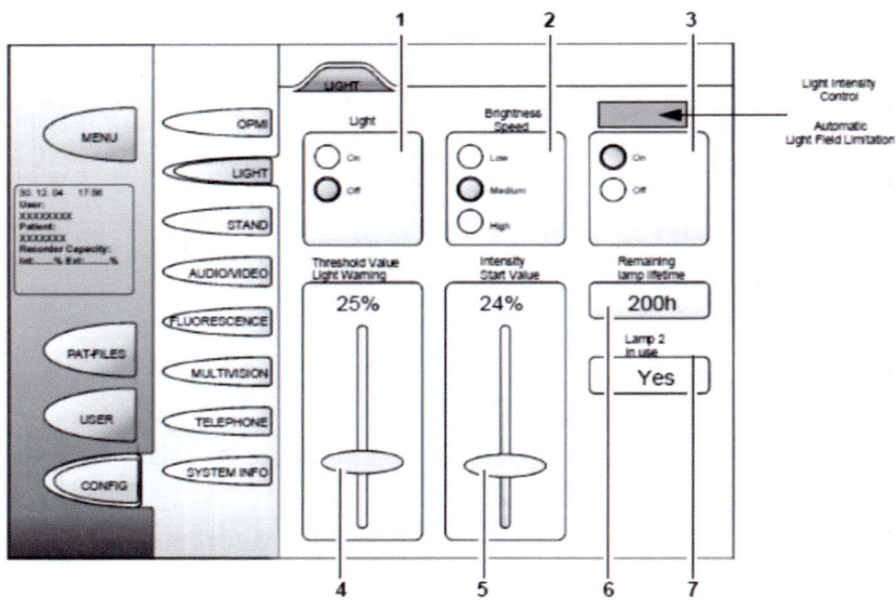

图 13-8 光亮度及照明范围智能联动功能

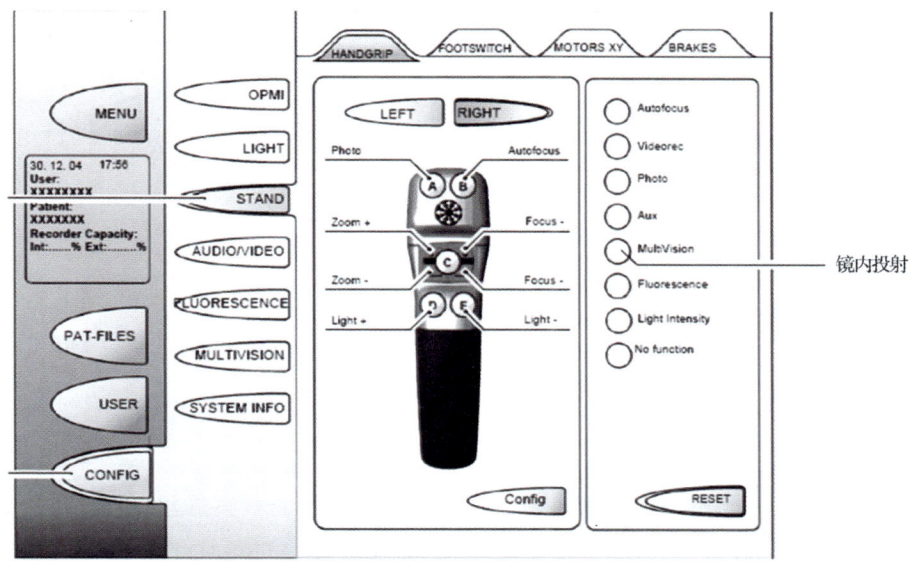

图 13-9 手柄功能——导航图像镜内投射

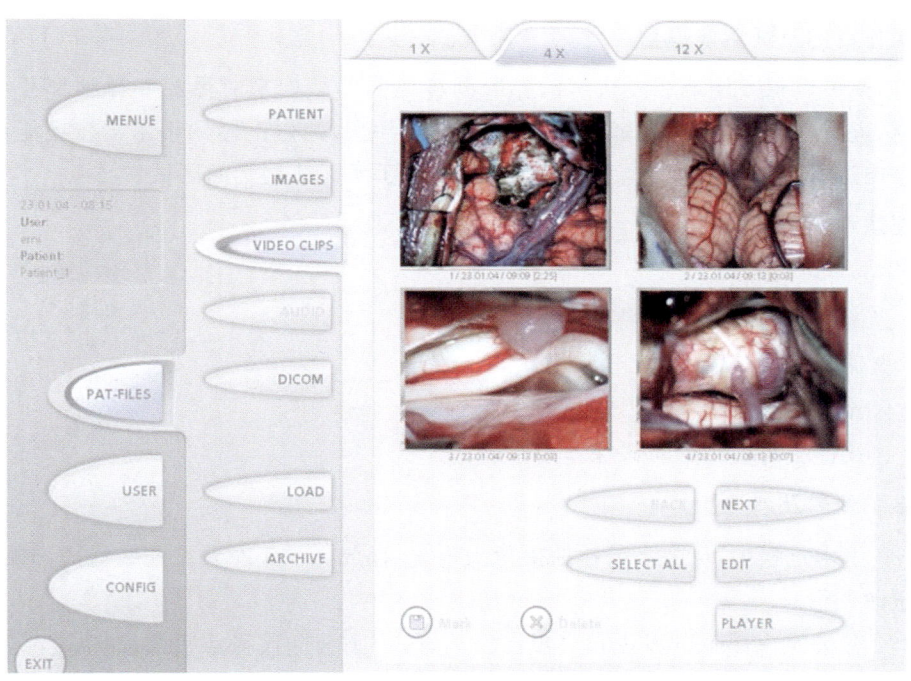

图 13-10 视频/照片存储

操作十四

鼻内镜操作常规

鼻内镜是一种耳鼻喉科光学设备,一般指的是硬管镜,有0°~90°的角度,由于有良好的照明,加之本身比较细,直径只有2.7~4.0mm,能对鼻腔进行详细的检查。但鼻内镜有时也指软管镜。

【操作目的及适用范围】

鼻内镜可以很方便地通过狭窄的鼻腔和鼻道内的结构来对鼻腔和鼻咽部甚至鼻窦内部结构进行检查,是诊断鼻窦炎、鼻息肉的重要手段;通过配套的手术器械还能对鼻窦炎、鼻息肉进行精细的治疗,使手术能够到达传统手术无法到达的区域。

【注意事项】

1. 镜头轻拿轻放。
2. 光源线与镜头线盘绕径10~15cm。
3. 仪器专人保管,保持清洁。
4. 仪器上禁止放杂物。
5. 连接镜头与镜头线时确保连接牢固。

【维护保养及消毒】

1. 在手术过程中,尽量不要扭曲摄像头连线,存放摄像头时要把连线盘成圆圈,严禁折叠、扭曲。
2. 所有摄像头都不可以进行高温高压消毒,否则会造成摄像头的损坏,尽量不要使用浸泡法消毒。
3. 建议使用低温等离子消毒法对摄像头进行消毒。
4. 为了延长摄像头的使用寿命,可以用灭菌的塑料袋包裹在摄像头外面,而不用对摄像头进行消毒。

【使用流程】

见图14-1。

1. 机器放置在患者头上方。
2. 连接电源。
3. 连接镜头线,红点对红点,连接镜头,确保镜头卡在镜头线手柄槽内。
4. 连接光源。
5. 按一下成像系统开关,指示灯点亮。
6. 按一下光源系统开关,选择光源按键并把光源线接入相对应的接口,指示灯点亮。
7. 根据手术需要调节相关键。
8. 使用完毕,妥善安置各线路,放于指定位置。
9. 保养清洁,在仪器使用登记本上登记。

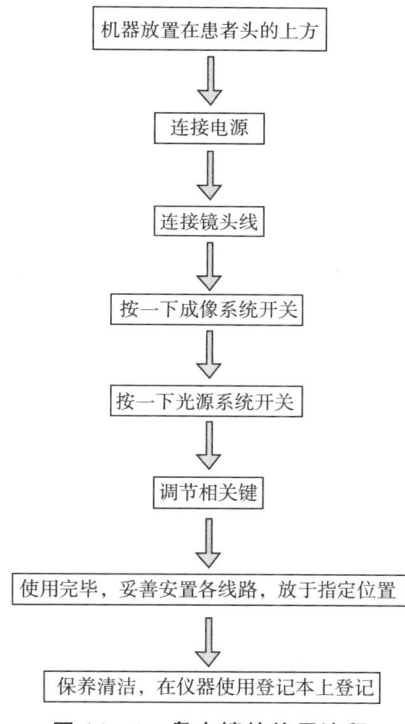

图 14-1 鼻内镜的使用流程

【应急方案】

1. 若摄像没有图像,需检查线路连接是否有问题。
2. 色彩有偏差,需调节白平衡,擦干净摄像头连线与摄像主机接头的金属片。
3. 视野模糊,检查光纤连接和亮度,或是否镜头损坏。
4. 图像有雪花或条纹,检查有无高频干扰,摄像头连线是否损坏,或是否显示器问题。

【操作常规】

鼻内镜的使用说明见图 14-2 至图 14-10。

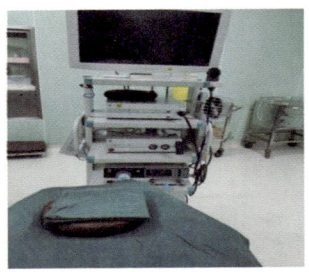

图14-2　机器放置在患者头上方

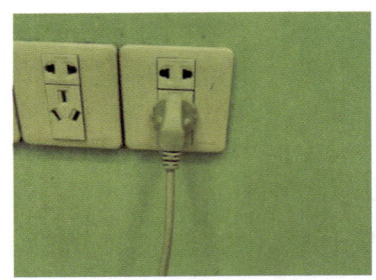

图14-3　连接电源

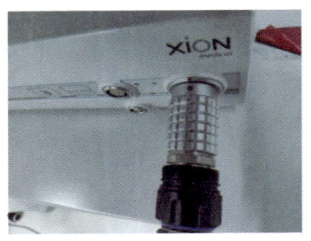

图14-4　连接镜头线，红点对红点，连接镜头

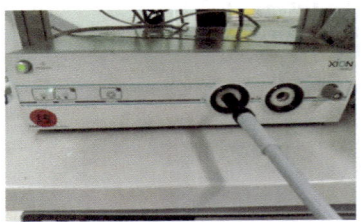

图14-5　连接光源

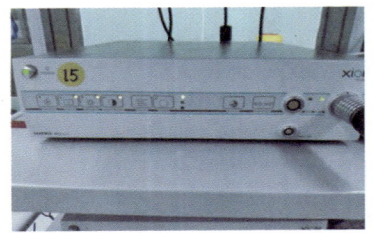

图14-6　按一下成像系统开关，指示灯点亮

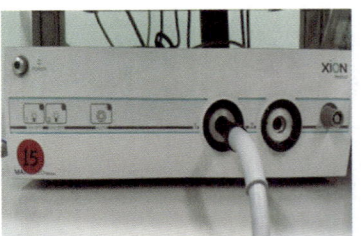

图14-7　按一下光源系统开关，指示灯点亮

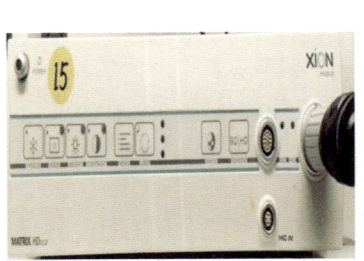

图14-8　根据手术需要调节相关键

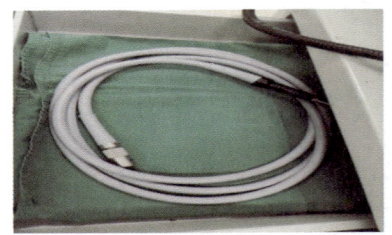

图14-9　使用完毕，妥善安置各线路

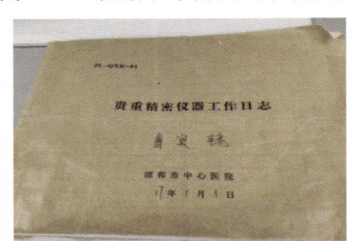

图14-10　保养清洁，在仪器使用登记本上登记

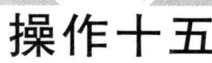

关节镜(施乐辉)操作常规

关节镜手术已成为骨关节外科常规诊疗手段。目前在全身各系统内镜中,关节镜功能最全面、应用最广泛,并由此形成独立的关节镜外科。

【操作目的及适用范围】

1. 微创,切口小,美观,可避免晚期因关节表面和运动部位的瘢痕而引起的刺激症状。
2. 微创手术痛苦小,术后反应较小,患者易于接受。
3. 术后早期即可活动和使用肢体,避免长期卧床并发症,减少护理人员和费用。
4. 并发症相对较少。

应用范围广,适用于骨科半月板切除、游离体摘除、滑膜炎镜下清理、骨关节病的镜下清理、前叉和后叉韧带重建、髌骨脱位支持韧带重建、臀筋膜挛缩的镜下松解、膝关节腔内肿物的切除、胫骨平台塌陷及髁间嵴骨折的镜下复位及固定。

【注意事项】

1. 关节镜为精密仪器,须有专人负责。
2. 掌握关节镜设备安置,并完全熟练掌握正确的操作步骤。
3. 严格遵循无菌操作规范,正确连接镜头与镜头线。
4. 光源亮度不宜过大,光源线中光导纤维禁忌打折、扭曲,盘绕直径15～20cm。
5. 刨刀线连接机器时注意"点对点"连接,不可盲目安装。
6. 刨刀动力系统及射频脚踏板以塑料袋包裹,置于术者或助手脚下,保持干燥及清洁。
7. 电缆接头无须清洗消毒,确保其干燥接入主机。

【设备维护与保养】

1. 关节镜应定点放置,专人负责,禁止非专业人员私自调试。
2. 施乐辉各个主机机顶上不可堆放杂物,严禁放液体物品,避免任何液体进入主机内部。
3. 使用前必须检查完整性,有无破损。
4. 摄像头与主机接口尽可能减少插拔。摄像头导联线应避免强力挤压、折损。摄像头镜片只可用乙醇棉签轻轻擦拭。
5. 发生断电或无电源时,应立即关闭主机开关。
6. 将设备放置在凉爽、干燥的位置保管,避免日光直射或过热环境。
7. 定期使用半干布或海绵擦除主机表面灰尘。

8. 切勿将手柄垂直正对高压水枪或水龙头冲洗,以免长期遭受水压而破坏电机密封性,损坏手柄电机。

9. 关节镜系统应每3个月由厂家专业人员检修调试一次。

【使用流程】

见图15-1。

1. 选择合适位置:人员走动少,方便术者使用,脚踏位于术者脚下。
2. 连接电源线,按下开机按钮,自检完毕后,如无异常,方可使用。
3. 将摄像头电缆线、光纤线、刨刀线(红点对红点)依次插入相应的主机(插入前检查注意插口处有无水分、异物,也可用干棉签轻轻擦拭)。
4. 将镜头和耦合器、光纤连接后,打开摄像主机、监视器和光源机主机电源。
5. 开机后摄像系统将进入强制白平衡程序,白纱布遮挡物镜端(开机后按任意键即可进行白平衡校准)。
6. 调节光源亮度,至可以保证手术亮度的最低值即可(通常关节镜手术亮度的30%左右)。
7. 开始手术,正常使用,在刨刀使用过程中注意保护镜头。
8. 手术结束后依次关闭设备主机电源。
9. 将摄像头电缆从摄像主机水平拔出,光纤线避免打死折,盘绕直径15~20cm。
10. 依次擦拭机身、保养、登记,放回原来的固定位置。

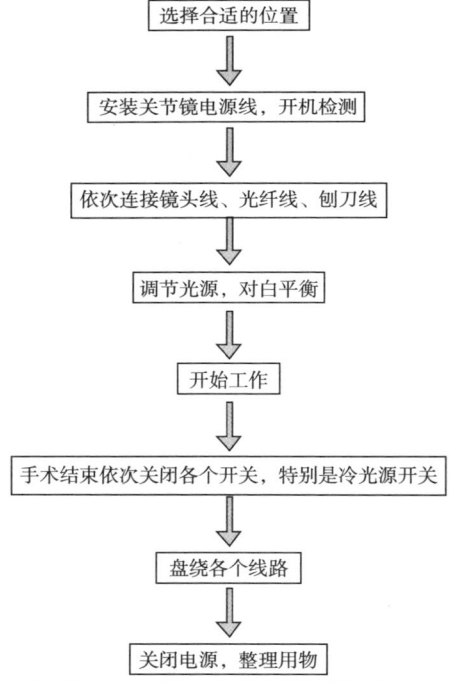

图15-1 关节镜(施乐辉)使用流程

【应急方案】

1. 使用前请开机自检,如自检出现问题,禁止使用。
2. 显示屏出现异常时,暂停使用,请专业人员查看,必要时请该公司工程师维修。
3. 使用过程中,如遇停电,依次关闭各机器开关,注意保护镜头。

4. 使用过程中,如出现仪器损坏或故障时停止使用并立即更换(不凑合、不将就,避免造成必要的麻烦),同时上报护士长。

【使用说明】

关节镜(施乐辉)使用说明见图15-2至图15-8。

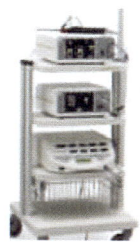

图15-2　选择合适位置,连接电源线,开机自检

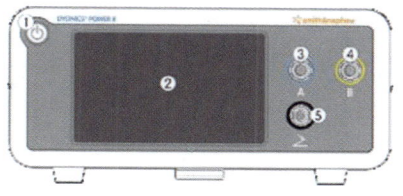

图15-3　依次连接镜头线、光纤线、刨刀线(点对点)

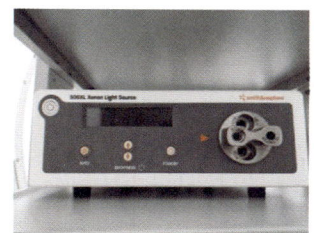

图15-4　打开主机,调节光源,对白平衡

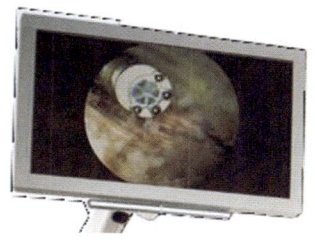

图15-5　进行手术,注意保护镜头

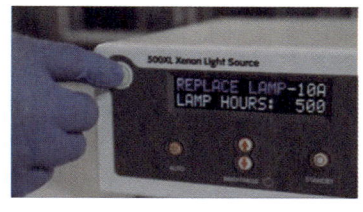

图15-6　手术结束,关闭设备主机电源

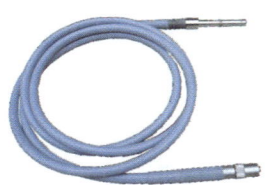

图15-7　依次拔下各个线束,光纤不打死折

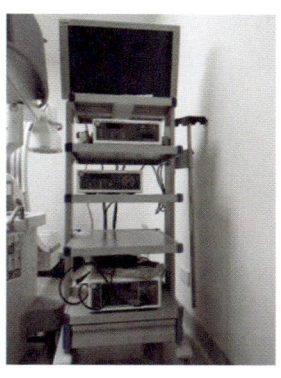

图15-8　擦拭机身、保养、登记,放回原来的固定位置

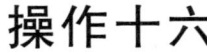

操作十六

椎间孔镜操作常规

椎间孔镜已成为治疗脊柱病最好的微创手术,功能全面,应用广泛,手术满意率非常高,疗效确切。

【操作目的及适用范围】

1. 操作目的

(1) 微创手术基本目的是切口小(1cm左右)、创伤轻、恢复快(次日可下床活动)、费用低。

(2) 采用局麻,术中能与患者互动,不伤及血管和神经,基本不出血,手术视野清晰。

(3) 术后立即缓解疼痛,大小便自理,护理简单,并发症少,患者满意度高。

2. 适用范围　椎间孔镜应用范围广,适用于单纯椎间盘突出,神经根性症状严重的膨出型或脱垂型、游离型,合并骨质增生、椎管狭窄、黄韧带肥厚、侧隐窝狭窄以及老年性不宜开刀手术的退变,椎间盘源性腰腿痛。

【注意事项】

1. 椎间孔镜为精密仪器,须有专人保管。
2. 掌握椎间孔镜设备的安置,并完全熟练掌握正确的操作步骤。
3. 严格遵循无菌操作规范,正确连接各类线路。
4. 双极射频线连接机器时,切勿盲目使用蛮力摇晃安装。
5. 光纤亮度不宜过大,光源线严禁打折、扭曲,盘线直径15～20cm。
6. 双极射频脚踏以塑料袋包裹,放置术者脚下,保持脚踏的干燥与清洁。

【设备维护及保养】

1. 椎间孔镜应定点放置,专人负责。
2. 禁止非专业人员私自调试。
3. 椎间孔镜机体上禁止堆放杂物及液体物品,避免任何液体进入主机内部。
4. 使用前检查其完整性,查看有无破损及损坏。
5. 发生断电或无电源时,应立即关闭开关。
6. 定期使用潮湿布擦拭主机表面灰尘。
7. 在使用过程中,尽量不要扭光纤及镜头线。

8. 椎间孔镜系统应每年由厂家专业人员至少检修调试一次。

【使用流程】

见图 16-1。

1. 机器放置于医师对侧,人员走动少,方便术者使用,脚踏于术者脚下。
2. 接通总电源线,按下开机按钮,自检完毕,如无异常,方可使用。
3. 将镜头线、光纤、双极射频线依次插入相应的主机(插入前检查接口处有无水分、异物,可用纱布轻轻擦拭)。
4. 将镜头与光纤连接后,打开摄像主机、光源及双极射频主机的电源。
5. 开机后用白纱布遮挡镜子前端对白平衡。
6. 调节光源亮度,至可以保证手术亮度即可。
7. 开始手术,正常使用,双极射频刀使用过程中注意保护镜头。
8. 术毕,先调节光源亮度至最小,关闭开关。再依次关闭显示器、成像机、双极射频开关。
9. 将摄像系统的线及光源线盘绕直径 15～20cm,严禁打死折,线路扭曲。
10. 擦拭机身,保养,登记,放回原来固定位置。

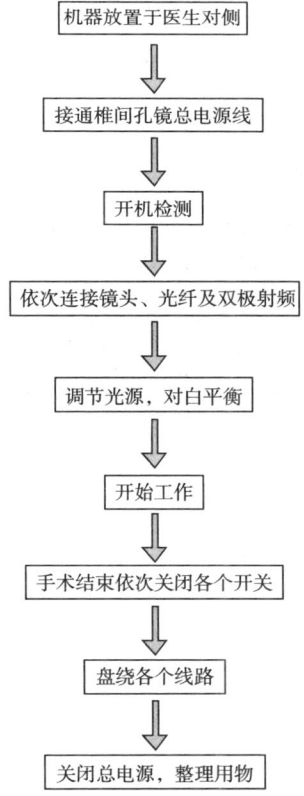

图 16-1 椎间孔镜使用流程

【使用说明】

椎间孔镜使用说明见图 16-2 至图 16-9。

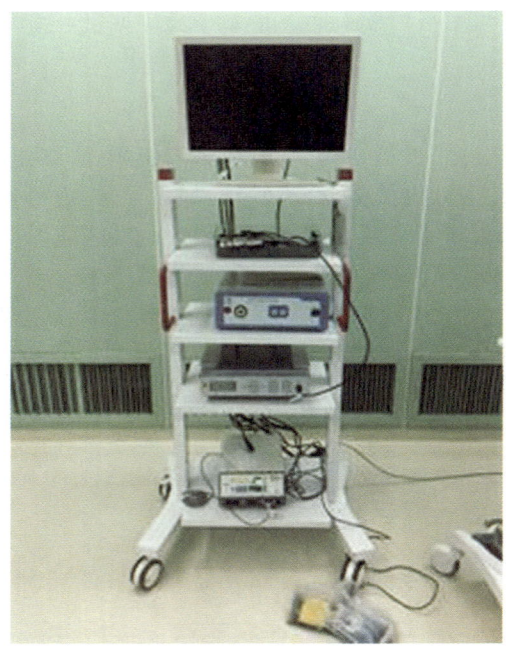

图 16-2 放置于医师对侧,连接电源线

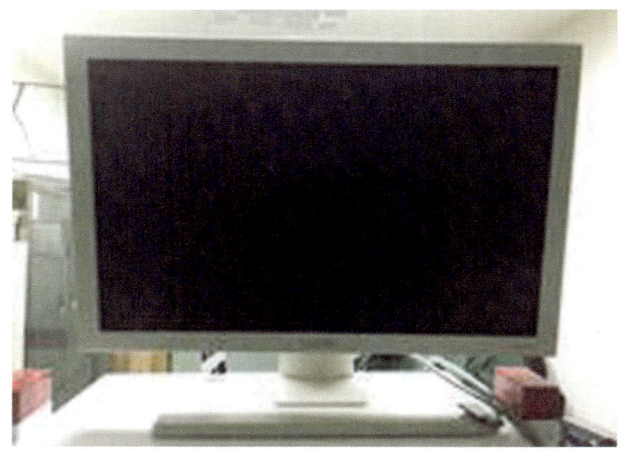

图 16-3 开机自检

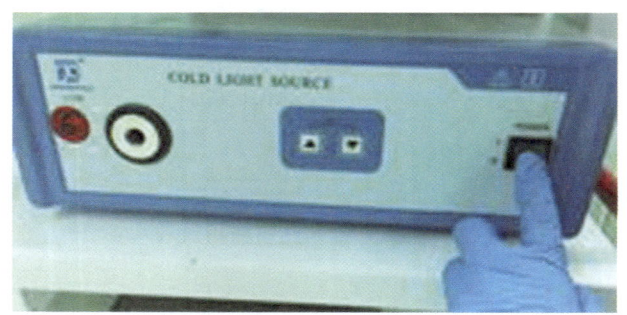

图 16-4 依次连接各个线路

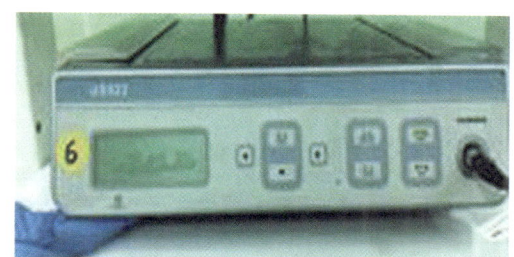

图 16-5　调节光源,对白平衡

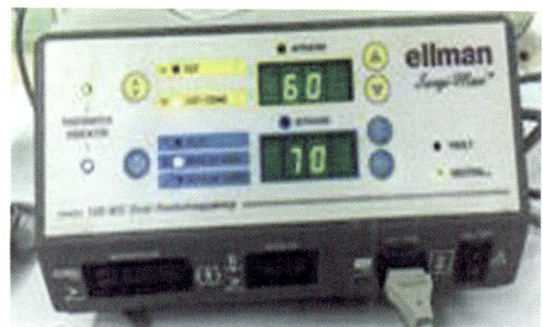

图 16-6　射频刀的开关及功率调节

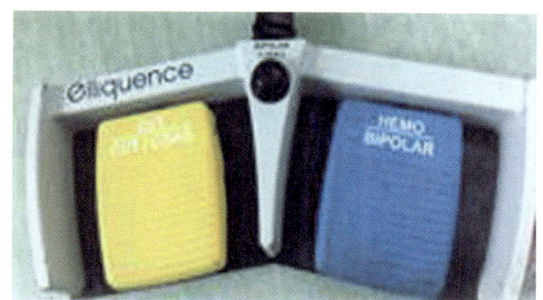

图 16-7　脚踏黄切蓝凝(功率无特殊情况不调节)

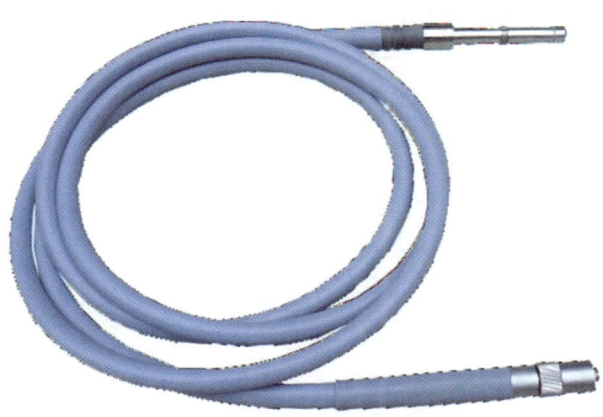

图 16-8　先调节光源亮度至最小,关闭开关,将摄像系统的线及光源线盘绕直径 15～20cm

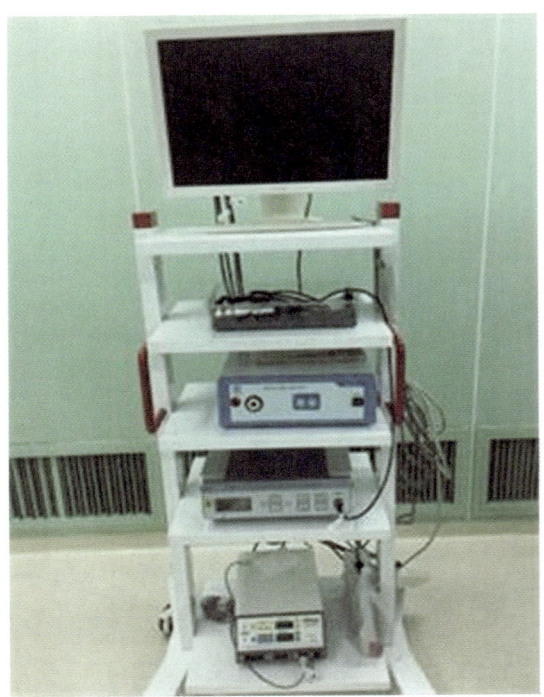

图 16-9 整理,保养,登记

操作十七

除颤监护仪(M4735A)操作常规

应用于心外科手术时在某些严重快速异位性心律失常,如心室颤动时,用外加的高能量电脉冲通过心脏,使全部心肌细胞在瞬间同时除极,造成心脏电活动暂时停止,然后由具有最高自律性起搏点(窦房结)发出冲动,从新主导心脏节律,恢复窦性心律,从而纠正治疗心律失常。

【操作目的及适用范围】

纠正心律失常,恢复窦性心律。适用于心脏外科、急诊科、ICU 及各个科室。

【注意事项】

1. 不要在电极板短路时除颤。
2. 不要在电极板开路时除颤。
3. 除颤时不要触摸病床、患者及连接在患者身上的任何仪器。
4. 不要在易燃或多氧的环境下使用。
5. 不要移动正在充电的除颤器。
6. 不要让导电糊黏在手上,或在两个电极板之间形成导电通路。
7. 不要随意打开除颤器的外壳。

【设备维护与保养】

1. 新电池在使用前应连续充电 24 小时。
2. 显示屏出现 low battery(电池低电压)提示后,除颤器可再提供 30 分钟的监护和 5 次 200J 的除颤。
3. 1 个月以上不用时,应将电池取出,并在机器上注明电池已被取走。
4. 请使用肥皂水清洁监护仪附件,尽量不要使用乙醇或其他腐蚀性强的清洁剂。
5. 不推荐在此监护仪、相关的产品、附件式供应品上进行消毒。
6. 除颤仪打印头可用软布蘸乙醇清洗。
7. 充足的电池可使用 50 次的 360J 除颤。

【使用流程】

见图 17-1。

1. 打开电源,机器自检。
2. 转动选择合适的能量(0~200J)。
3. 导电糊涂抹于除颤板前端上,按动手柄黄色按钮进行充电或按动面板上"2"进行充电。
4. 除颤板放置于胸骨右缘平锁骨下方及心尖处。
5. 同时按动手柄上的两个红色按钮或者面板上"3"进行除颤。

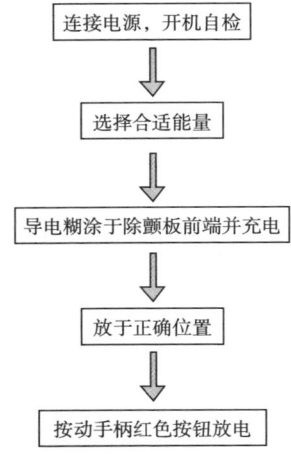

图 17-1　除颤监护仪(M4735A)使用流程

【应急方案】
1. 使用前开机自检,如自检出现问题,应停止使用。
2. 如果停电情况下,蓄电池应可正常使用。

【使用说明】
除颤监护仪(M4735A)的使用说明见图 17-2 至图 17-6。

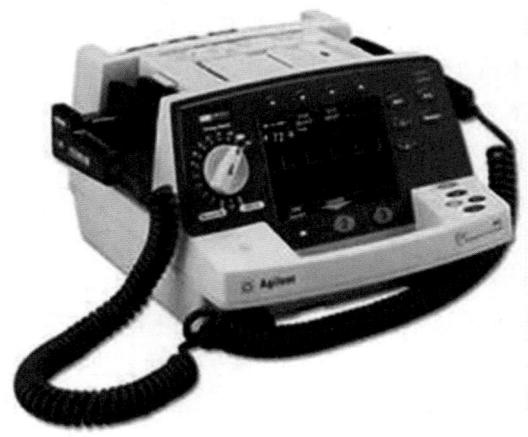

图 17-2　连接电源线,开机自检

操作十七　除颤监护仪(M4735A)操作常规

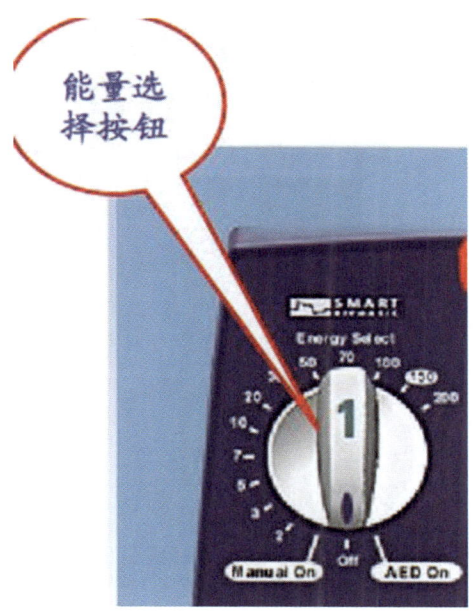

图17-3　转动选择按钮,选择合适的能量

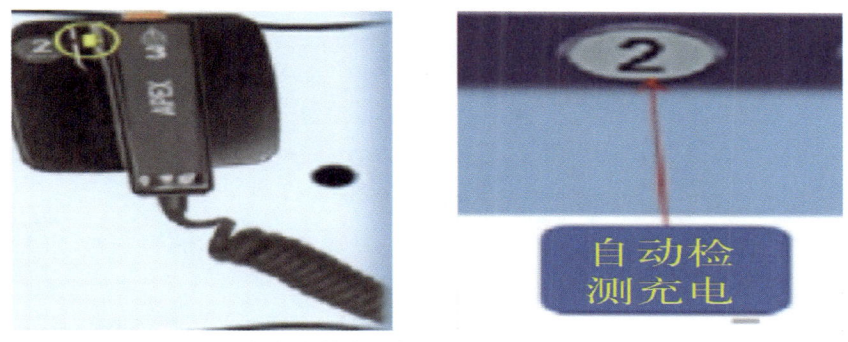

图17-4　导电糊涂抹于除颤头并按手柄黄色按钮或"2"充电

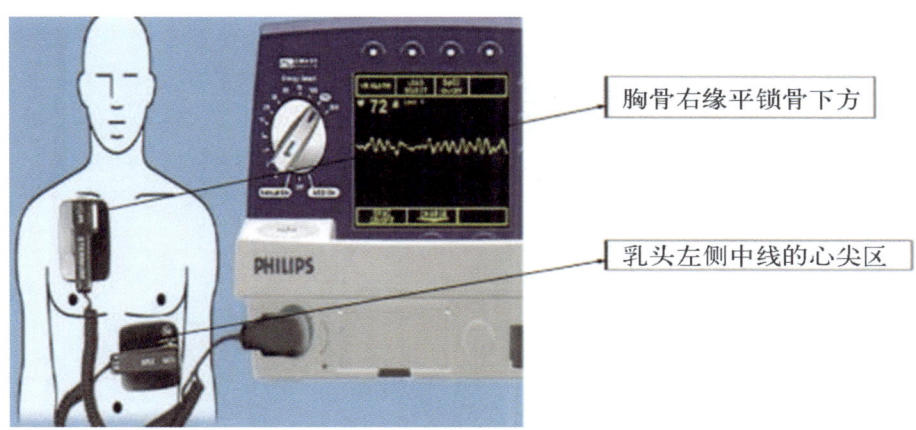

图17-5　除颤板置于右心室和心尖处,按动手柄黄色按钮

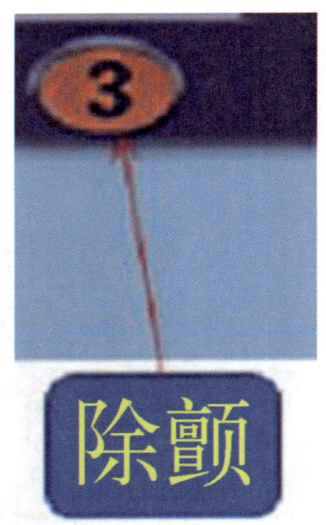

图 17-6　同时按动手柄两个红色按钮或者面板上"3"放电,除颤

操作十八

贝多芬二氧化碳激光操作常规

二氧化碳激光是一种气体激光,波长为10 640nm,它可以让组织汽化而达成治疗的目的。耳鼻喉科二氧化碳激光主要应用于声带息肉手术的治疗。

【操作目的及适用范围】

主要治疗:血管性皮肤病,色素性皮肤病,恶性肿瘤,良性肿瘤或囊肿,角化、增生及其他皮肤病。

【注意事项】

1. 连接电源线:接电源线至墙面或UPS,电源要求接地良好。

2. 检查脚踏线连接:检查连接是否紧固。

3. 抬起导光臂:将导光臂抬起,听到"咔哒"声才可以松手。

4. 连接Acu Scan 120数据线、吹气管,连接数据线时注意红点相对。

5. 在收起导光臂时,手一定扶好导光臂,同时按下导光臂锁,防止导光臂突然失去弹性倒下。

6. 设备在推运的时候,导光臂要收到机器后部的导光臂槽内。

【应急方案】

1. 了解相关故障代码,掌握简易维修方式。

2. 出现无法解决的故障,先重新启动机器进行调试,若还是无法解决,应及时联系工程师进行维修,并准备备用机器。

3. CO_2激光是精密的光学医疗设备,属于Ⅳ级高风险激光,一定要有资质的工程师才能对二氧化碳激光进行维护和维修工作,维修不当会造成设备更大的损失。

4. 相关故障代码如下所示:

06(Foot Switch is Not Connected, Please Connect):脚踏未连接,检查脚踏连接状态

12(CO_2 Cooling Flow switch Fault):冷却液水流开关错误,需确认冷却液状态

13〔CO_2 PUMP Current (Velocity)Fault〕:泵电流错误

15(CO_2 FAN Status Fault):风扇状态错误

16(CO_2 Cooling temperature is more then 47℃, please wait 5 minutes for system to cool down):冷却系统温度超过47℃,等待5分钟冷却

17(CO_2 Cooling Overheating Fault, please wait 20 minutes for system to cool down):冷却系统过热,等待20分钟

23(Remote Interlock Fault, Please verify treatment room door is closed):门控开关错误,检查门控状态

24(Emergency Stop Button condition Fault, please disengage the emergency stop button):紧急开关状态错误,确认没有被按下

【使用流程】

见图18-1。

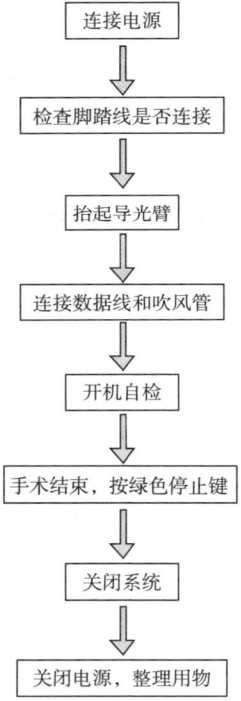

图18-1 贝多芬二氧化碳激光使用流程

【使用说明】

贝多芬二氧化碳激光的使用说明见图18-2至图18-8。

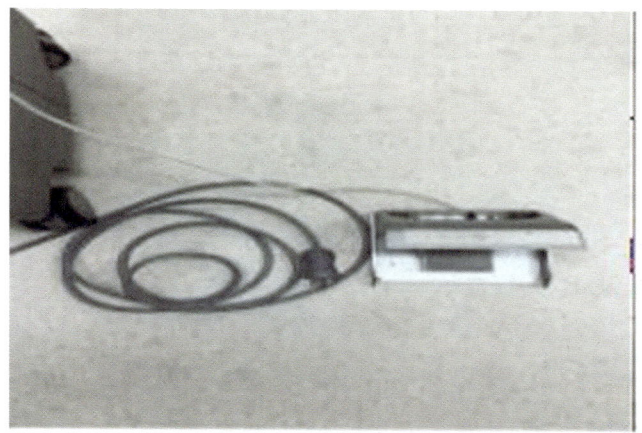

图 18-2　连接电源线以及脚踏

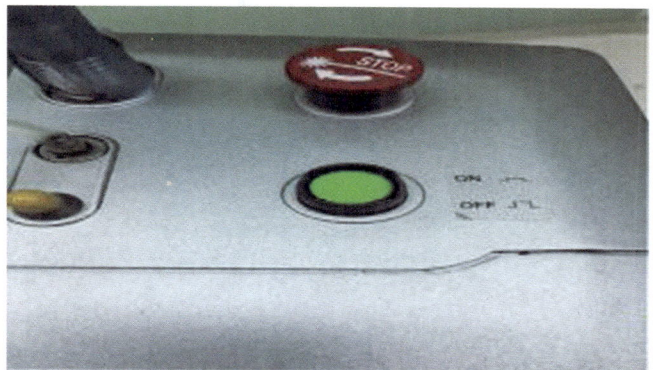

图 18-3　打开开关

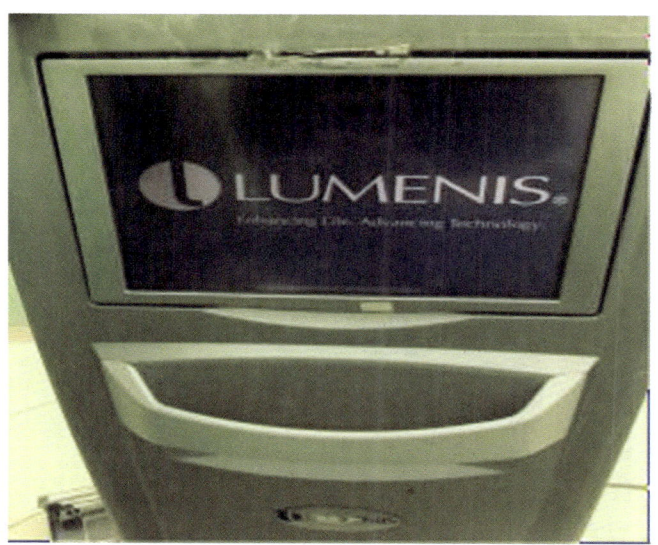

图 18-4　自检开始

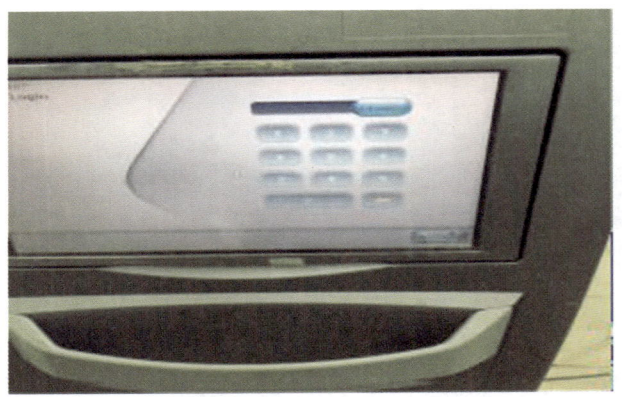

图 18-5　自检完毕,输入密码

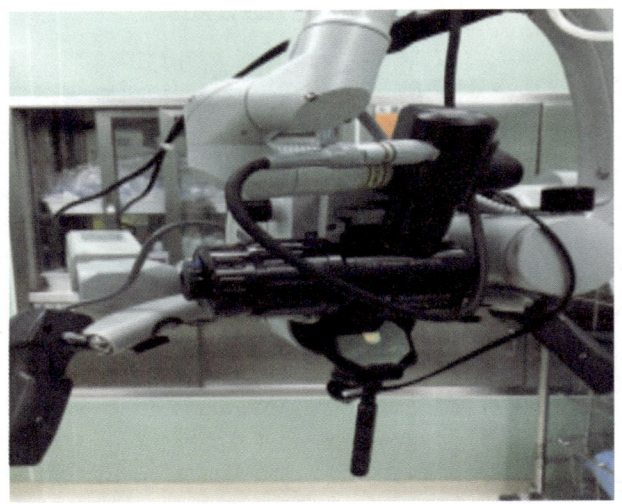

图 18-6　使用完毕,关闭电源,整理登记

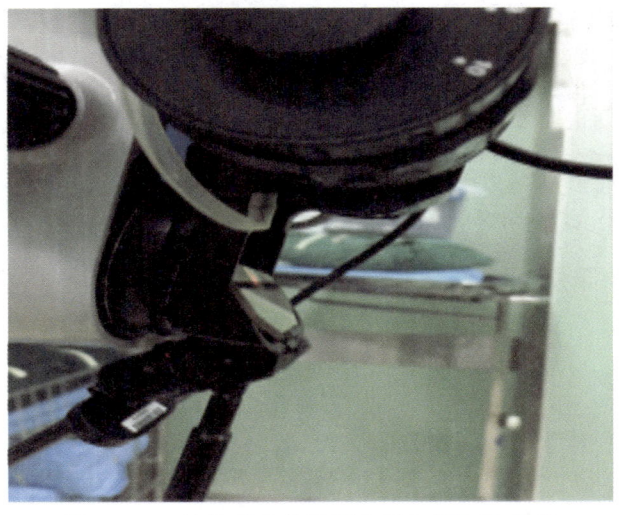

图 18-7　连接镜头转换器上的气管和数据线

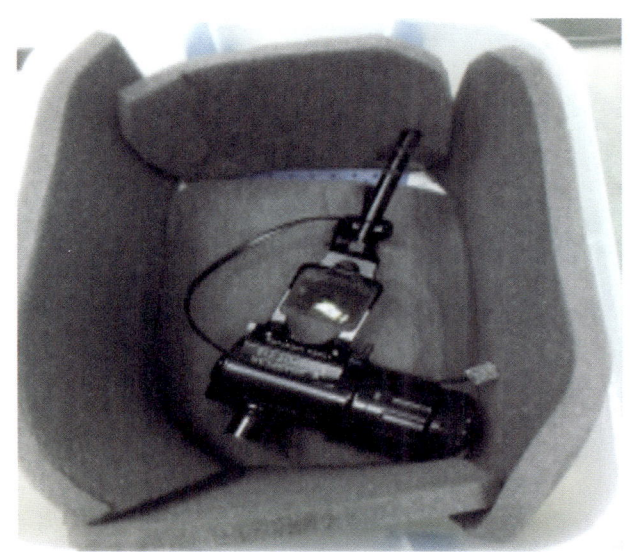

图 18-8　保护好镜头转换器,整理,保养

操作十九

钬激光操作常规

钬激光是以钇铝石榴石为激活媒介媒质,掺敏化离子铬、传能离子铥、激活离子钬激光晶体制成的脉冲固体激光产生的新型激光。

【操作目的及应用】

该激光手术为无创或微创手术,患者的治疗痛苦非常小。可应用于泌尿外科(在输尿管镜取石术或微创经皮肾取石术中用于碎石)、五官科、皮肤科、妇科等科室手术。

【注意事项】

1. 钬激光属于4类强激光,直接照射到人体和眼球会造成烫伤和眼睛永久性致盲。
2. 钬激光不可在腔内盲打,必须在可视范围之内操作。
3. 光纤必须伸出腔镜,看到光纤蓝色的包层,以免打坏镜子。
4. 光纤容易折断,请不要过度弯曲,应妥善管理。

【设备维护与保养】

1. 定期清洁设备的外壳,清理过滤网上的污垢。
2. 必要的机械、耗材与电气检查。
3. 在每日的开机自检中观察其变化,若发现治疗效果不能达到预期,或频繁地损坏光纤与保护镜时,最好尽快让厂方工程师上门协助排查,避免损失的进一步扩大。
4. 每年至少要做一次水路清理并且更换去离子滤芯和去杂质滤芯,保证冷却系统的正常运转,降低大部分零件损坏的概率。

【使用流程】

见图19-1。

1. 将钬激光主机推至所需手术间。
2. 检查钬激光的保护镜是否清洁,有无污迹、裂痕,如有,则更换。

3. 检查光纤是否完好（光圈是否圆，无缺损）。

4. 接通电源及主机上的空气开关，将钥匙开关打开，机器进入自检状态。

5. 自检完成后进入参数调整状态，根据手术及所用内镜的粗细选择所需的各种型号光纤。

6. 连接光纤，消毒后上台备用，根据参数调整功率、频率大小。

7. 脚踏用保护套保护，以免被水浸湿损坏。

8. 及时观察使用效果。

9. 做好登记、收费工作。

10. 手术完毕，及时关闭仪器，取下光纤，整理好连线，收好脚踏，并再次检查机器保护镜和光纤是否完好。

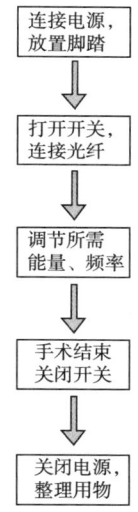

图 19-1　钬激光使用流程

【应急方案】

1. 水温预警功能启动　加大空调制冷功能；检查是否有障碍物，有则清除；停止或减少激光发射量；仍开机，让风扇水泵运转状态下散热。

2. 光纤打坏　停止使用，更换干净的保护镜片后使用新光纤继续手术；手术完成后全面检查设备。

3. 激光不能终止　将光纤的激光发射端与人体器官保持 3mm 的距离；按下治疗机上的"激光终止"按钮，激光将被强行终止；通知维修人员进行检修。

【使用说明】

钬激光使用说明见图 19-2 至图 19-8。

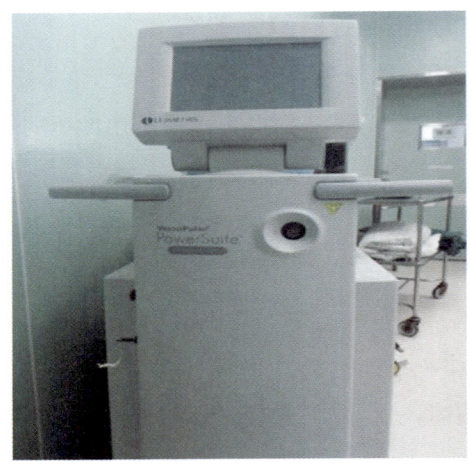

图 19 - 2　钬激光主机

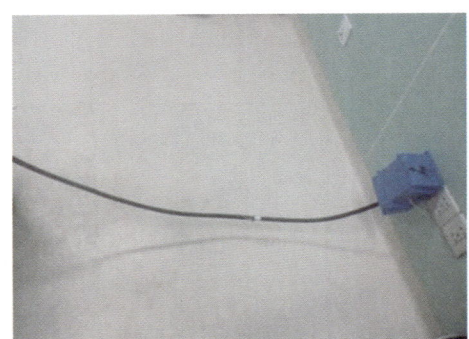

图 19 - 3　连接电源

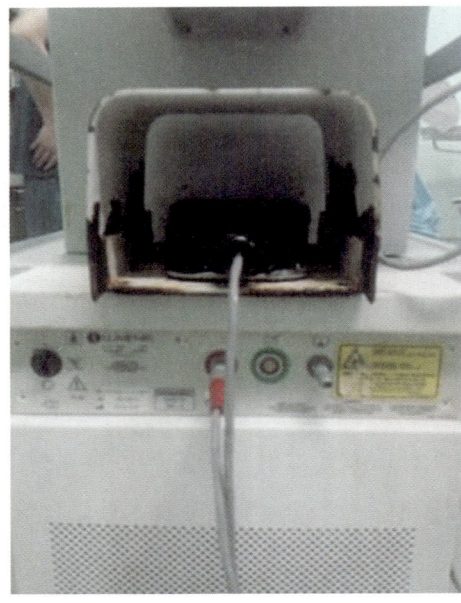

图 19 - 4　放好脚踏

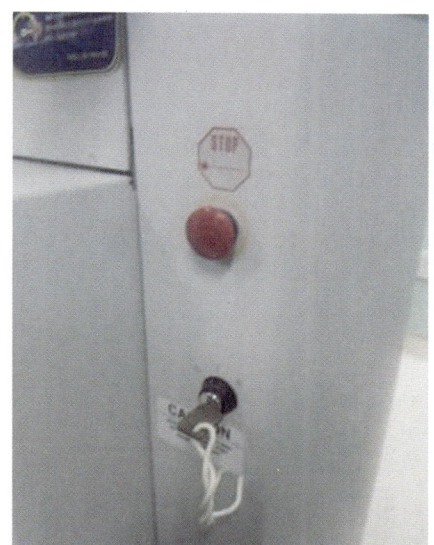

图 19-5　设备检查完毕后,打开开关

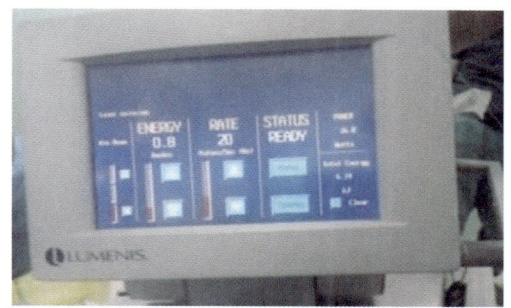

图 19-6　调节所需的能量、频率

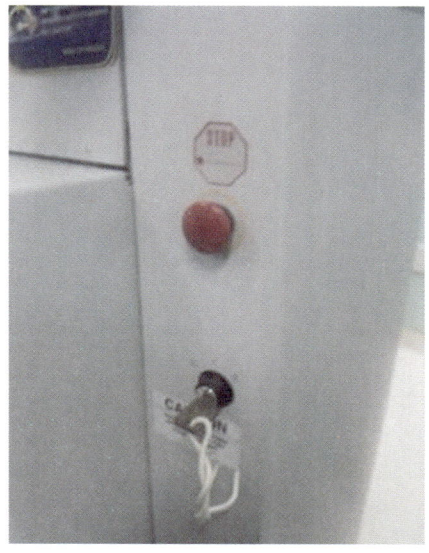

图 19-7　使用后,关闭开关,断开电源

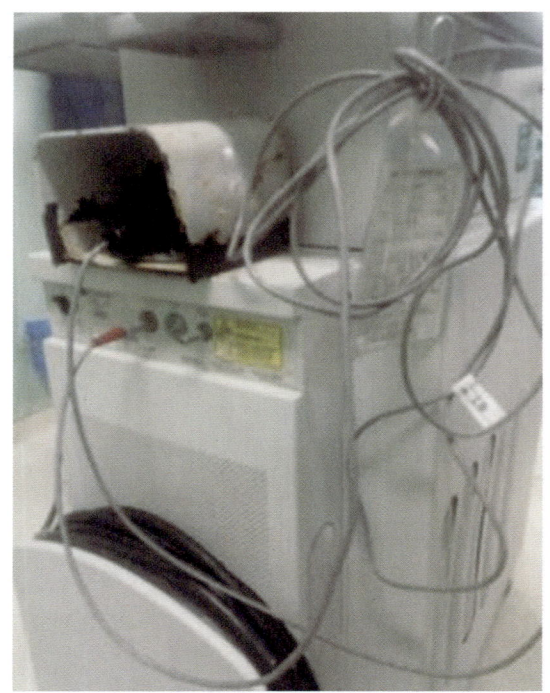

图 19-8 将电线及脚踏收好,保养登记

操作二十

电动吸引器操作常规

电动吸引器是接通电源后,用吸引器的马达带动偏心轮,从吸气孔吸出贮液瓶及安全瓶内的空气并由排气孔排出,这样周而复始转动,使两瓶内产生负压将血液、体液吸出。适用于医疗机构吸引分泌物、渗出物及手术吸引的需要,负压值可在 0.02～0.09MPa 任意调节。

【操作目的及适用范围】

1. 吸除手术中出血、渗出物、脓液、胸腔脏器中的内容物,使术野清楚,减少污染机会。
2. 吸出患者鼻腔、口腔的分泌物,保持患者呼吸道通畅。

【注意事项】

1. 掌握电动吸引器应用的适应证及禁忌证,熟练掌握使用方法及性能。
2. 监测电动吸引器及管道的性能。使用前需检查电源电压与吸引器电压是否相符。
3. 严格无菌,防止交叉感染。
4. 吸痰运用应轻稳,吸引时负压不可过大,以免损伤气管黏膜;一次吸痰不可超过 15 秒。
5. 缓冲瓶起缓冲气流作用,严禁当作贮液瓶使用,避免液体进入泵体,损坏机器。

【设备维护与保养】

1. 调节负压前要检查管路,可用手指堵塞吸气口或折叠已连接的吸引软导管,开启吸引器,真空表上指针迅速上开至极限负压,放开吸引口,表针回到 0.02MPa 以下,说明管路连接正确。
2. 定期消毒,电动吸引器表面用有效氯消毒液擦拭。
3. 关机前一定要先让负压降到 0.02MPa 以下。
4. 开启储液瓶,必须是关机后放掉负压才可开启。
5. 严禁在拆除溢流瓶装置和导向管的情况下使用吸引器。定期保养。若使用过程中出现故障,应请专业人员进行维修。

【使用流程】

见图 20-1。

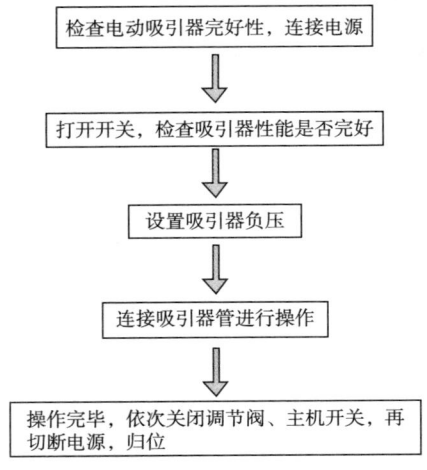

图 20-1 电动吸引器的使用流程

检查电动吸引器完好性,连接电源。

1. 使用前检查主机的完整性,连接电源,电源指示灯亮为电源接通。

2. 检查管路,顺时针方向旋紧负压调节阀,堵塞吸气口或折叠并捏住吸引软导管,开启吸引器,机器运转,无异声,真空表上指针将迅速上开至极限负压值,放开吸入口,表针回到 0.02MPa 以下,说明管路连接正确(按需可选脚踏控制)。

3. 根据手术出血量、渗出液调节合适的大小。一般吸痰的负压值:0.027~0.053MPa(成人 0.04~0.53MPa,小儿 0.02~0.04MPa),急救吸痰的负压值最大不超过 0.08MPa。

4. 连接吸引导管到吸引软导管,运行吸引器,按照操作流程吸引,将吸引液吸入储液瓶中。吸引完毕,将吸引导管伸入盛有生理盐水的碗中,洗吸引管内残渣。

5. 冲洗完毕,旋紧调节阀,让负压降至 0.02MPa 以下,关闭吸引器开关,拔掉电源线。松开吸引导管与吸引器软管,开启储液瓶塞,倒空储液瓶,将其及吸引导管洗净,放回原处,盖紧瓶塞,清洁、浸泡消毒贮液瓶及橡胶管,干燥备用。将吸引器归位。

【应急方案】

故障分析与排除见表 20-1。

表 20-1 故障分析与排除

故障现象	原因分析	排除方法	备注
负压极限值小于 0.075MPa	(1)瓶口漏气 (2)管路连接处漏气 (3)调节压阀松动或松开	(1)清洗瓶口污物,盖紧瓶盖或更换瓶盖 (2)重新塞紧各连接处 (3)旋紧调压阀	(1)箱体内部零件的检修应由专业人员进行 (2)吸引软管裂开应更换

故障现象	原因分析	排除方法	备注
负压值大于0.04MPa,但管道口的吸力明显减少或消失	(1)溢流装置关闭 (2)管路堵塞 (3)空气过滤器堵塞	(1)关机后,逆时针方向旋松调节阀,放掉管内负压后再旋紧 (2)疏通、清洗或更换软管 (3)用本厂的空气过滤器更换	(1)及时倒空贮液瓶 (2)空气过滤器有蓝色标记端为进气口
电源电压正常指示灯不亮	(1)插座松 (2)熔断丝熔断 (3)指示灯损坏	(1)修理或调换 (2)更换熔断管 (3)更换指示灯	/
熔断丝熔断	(1)电压超压 (2)内部线路故障 (3)继电器故障 (4)泵阻扎,电流增大	(1)检查线路,排除故障 (2)调整或更换继电器 (3)检查泵及电机	/

【使用说明】

电动吸引器的使用说明见图20-2至图20-6。

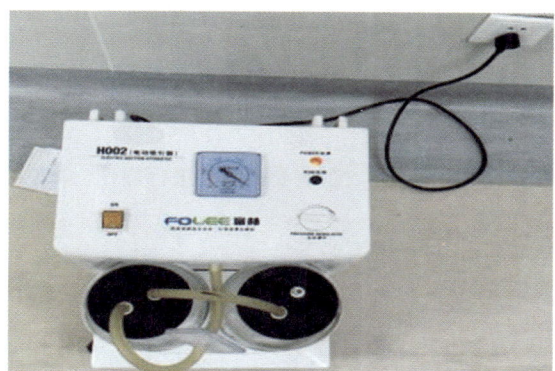

图20-2 检查电动吸引器完好性,连接电源

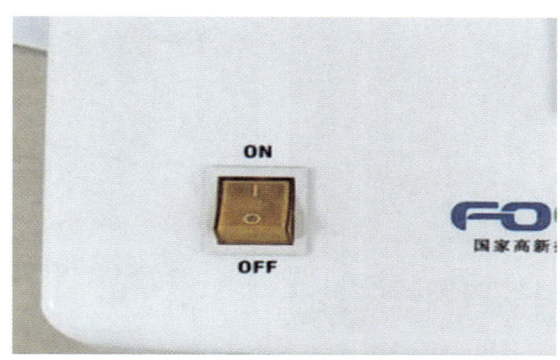

图20-3 打开开关,检查吸引器性能是否完好

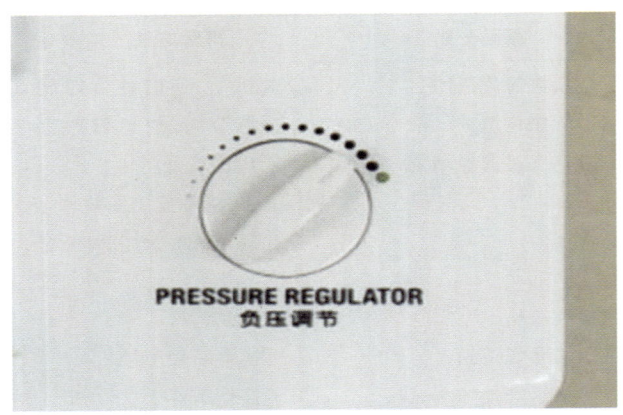

图 20-4　设置吸引器负压

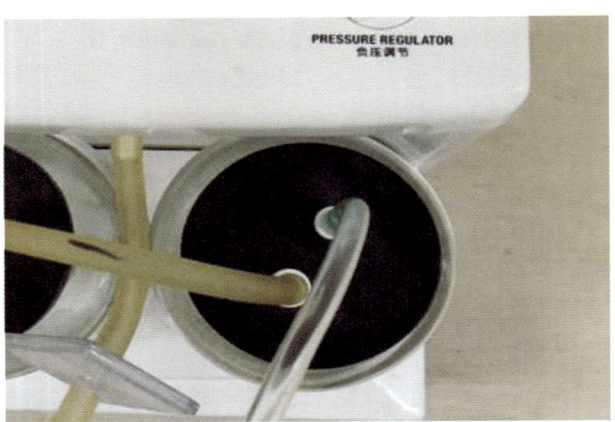

图 20-5　连接吸引器管进行操作

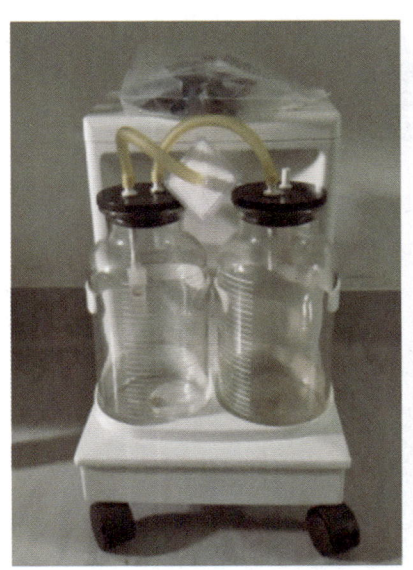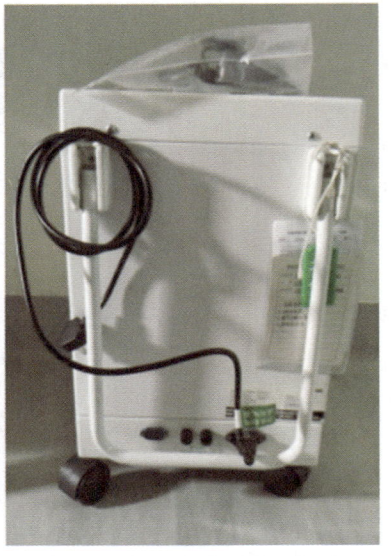

图 20-6　操作完毕,依次关闭调节阀、主机开关,再切断电源,归位

操作二十一

电动综合手术床 HyBase 3000 操作常规

【操作目的及适用范围】

手术床用于患者体位的摆放及手术野的暴露。

HyBase 3000 手术床有升降、左倾、右倾、头倾、脚倾、升降背板、屈曲和反屈曲、一键复位等功能。可根据手术需要调节患者体位,以适应各种手术操作。

【设备维护与保养】

1. 清洁和消毒　可用弱碱性溶剂(肥皂水)、乙醛、四元化合物、胍化物,不可使用含乙醇的清洁或消毒剂及含氯或能释放含氯的清洁或消毒剂。

2. 使用前检查

(1)手术床已按要求清洁或消毒。

(2)手术床已被锁定。

(3)床垫无破损。

(4)床垫已固定在手术床台面。

(5)手术床无损坏的机械部件。

(6)电线的绝缘层无破损。

(7)所有功能均能正常使用。

3. 维护　每年由专业人员进行全面的电气安全检查;每年由专业人员对手术床做全面维护;每五年由专业人员对液压油进行一次更换。

【注意事项】

1. 手术床使用时要处于制动状态并且手术床各部位要紧密连接。

2. 使用者要熟练掌握手术床的使用方法、性能及紧急情况的处理。

3. 手术前检查手术床电量是否充足。

4. 电动控制开关调整体位后注意关闭，以防误操作。

5. 注意 HyBase 3000 手术床的承重为 185kg。

6. 务必确保患者的重心靠近手术床立柱的中心，避免侧翻的危险。患者的体重不同会影响台面运动速度，在调节时务必注意。

7. 调节手术床倾斜角度较大时，确保患者已被正确固定，避免造成人身伤害或设备损坏。当患者体重超过 135kg 时，头/脚倾角度切勿超过 10°，左/右倾角度切勿超过 5°，以免患者滑落造成人身伤害。

8. 当调节或移动手术床时，注意手术床、附件、患者以及其他物品的位置，避免因碰撞造成人身伤害或设备损伤。

9. 使用高频电刀、除颤仪等设备时，如果患者接触手术床的金属部分，或床单位潮湿，会有烧伤的风险。手术中务必防止患者接触手术床的金属部分，并确保使用干燥的床单。

10. 使用平移功能时，切勿对手术床进行头/脚倾操作，保持手术台面水平。

11. 当调节手术床头板、背板和腿板等部件时，务必小心连接处，避免夹伤患者或医护人员。

【使用流程】 见图 21-1。

1. 手术开始前检查手术床的制动状态，检查手术床垫是否完整，关节部位是否连接紧密，手术床电源是否已开启。

2. 协助清醒能动的手术患者平卧于手术床重心立柱，宽度合适，不清醒的患者由手术人员共同抬至手术床，放置于手术床中心位置。

3. 应用约束带约束手术患者，以容纳一指为宜，避免坠床。

4. 打开手术床线控开关，根据手术需要调节患者体位，如升降、左倾、右倾、头倾、脚倾等。

5. 如果需要调节头板或腿板，注意在拆卸的时候勿挤压或碰撞人体或设备。

6. 及时查看手术患者在手术床的位置，避免患者坠床。

7. 手术结束后，打开线控开关，按一键复位按钮将手术床复位。

8. 术后，将手术床降至最低。整理、清洁或消毒手术床，将使用情况记录在使用记录本上。

9. 术中如出现电量不足，连接电源线进行充电，再进行体位操作。

操作二十一　电动综合手术床 HyBase 3000 操作常规

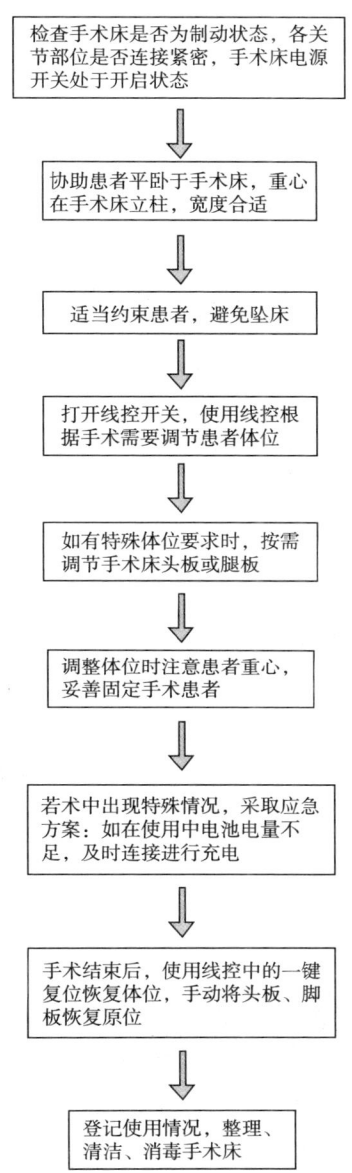

图 21-1　电动综合手术床 HyBase 3000 使用流程

【应急方案】

1. 使用前请按设备检查内容检查手术床状态。开机自检,如自检出现问题,禁止使用。
2. 无法开启手术床,检查是否电池电量已用完或未开启底座的电源开关。
3. 电量不足及时充电。

【使用说明】

电动综合手术床 HyBase 3000 使用说明见图 21-2 至图 21-8。

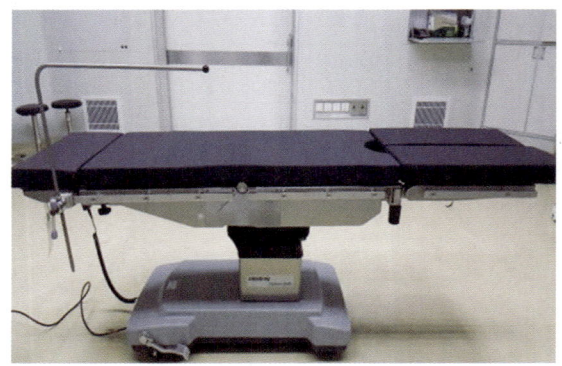

图 21-2 检查手术床完整性

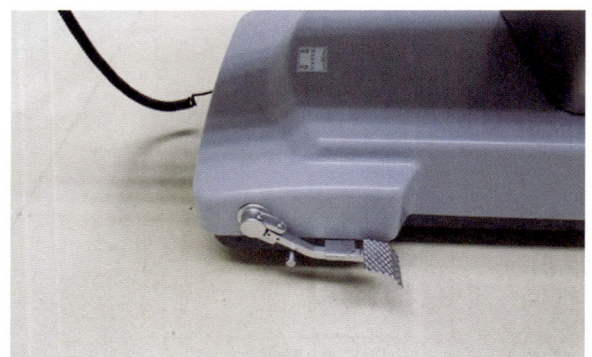

图 21-3 检查手术床制动状态

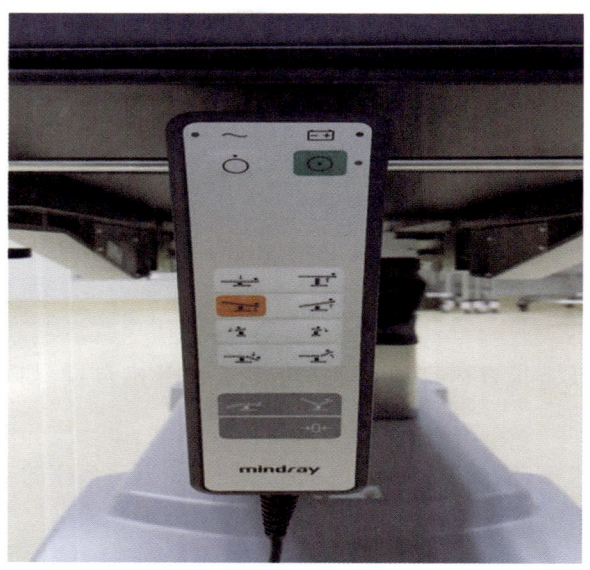

图 21-4 根据手术需要调节手术床体位

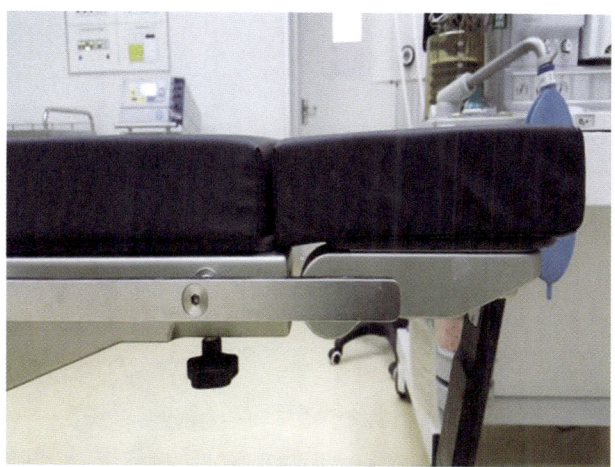

图 21-5　头板调节或拆卸

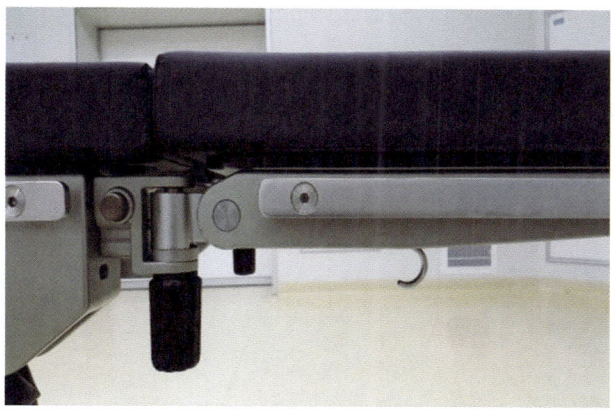

图 21-6　腿板调节或拆卸

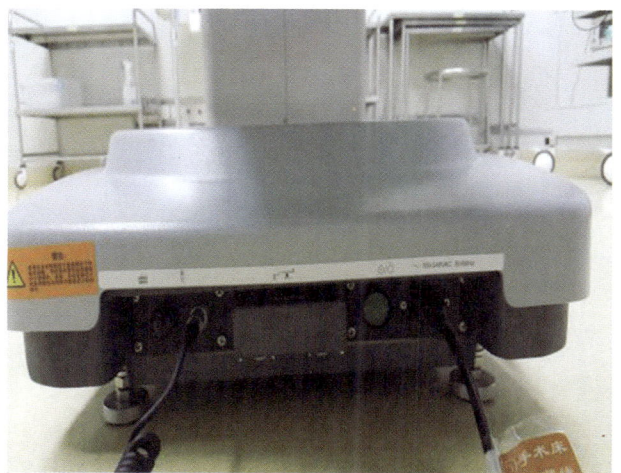

图 21-7　紧急情况的处理

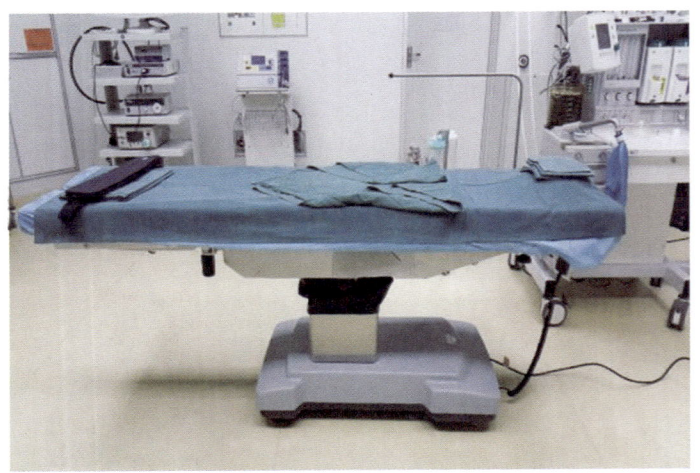

图 21-8 手术床复位及整理

操作二十二

迈瑞 HyBase 6100 手术床操作常规

【操作目的及适用范围】

手术床用于患者体位的摆放及手术视野的暴露。

【设备维护及保养】

1. 可用清洁/消毒剂:弱碱性溶剂(肥皂水)、乙醛、四元化合物、胍化物(胍类化合物是一类强的有机碱)。
2. 不可用清洁/消毒剂:含乙醇的清洁/消毒剂、含氯或能释放氯的清洁/消毒剂(金属部分不适用)。
3. 必须每年由专业人员进行全面的电气安全检查。
4. 建议每年由专业人员对手术床做全面维护。
5. 建议每五年由专业人员对液压油进行一次更换。

【使用流程】 见图 22-1。

1. 手术开始前检查手术床的制动状态,检查手术床垫是否完整,关节部位是否连接紧密,手术床电源是否已经开启。
2. 协助清醒能动的手术患者平卧于手术床重心立柱,宽度合适,不清醒的患者由手术人员共同抬至手术床,放置于手术床中心位置。
3. 应用约束带约束手术患者,以容纳一指为宜,避免坠床。
4. 打开手术床线控开关,根据手术需要调节患者体位,如升降、左倾、右倾、头倾、脚倾等。
5. 如果需要调节头板或腿板,注意在拆卸的时候注意不要挤压或碰撞人体或设备。
6. 及时查看手术患者在手术床的位置,避免患者坠床。
7. 手术结束后,打开线控开关,使用手术床一键复位按钮。

【注意事项】

每次使用手术床前应检查以下事项(或至少每日检查一次)。

1. 手术床是否按要求清洁/消毒。
2. 手术床是否已被锁定。

3. 床垫是否破损,是否可以固定在台面上。
4. 是否有损坏的机械部件。

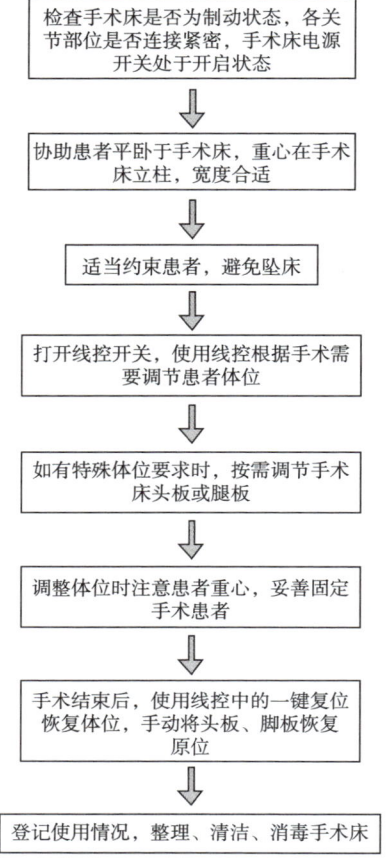

图 22-1　迈瑞 HyBase 6100 手术床使用流程

5. 电线的绝缘是否破损。是否所有功能均能正常使用。

【使用说明】

迈瑞 HyBase 6100 手术床使用说明见图 22-2 至图 22-9。

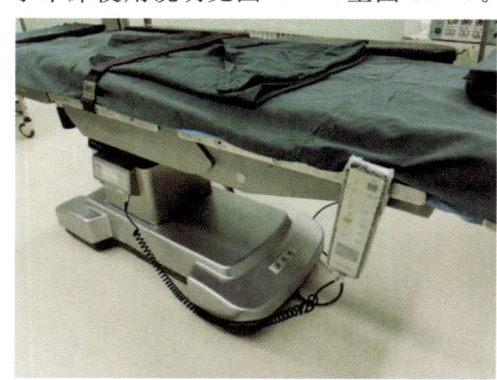

图 22-2　检查手术床及各关节部位连接状态,手术床开关处于开机状态

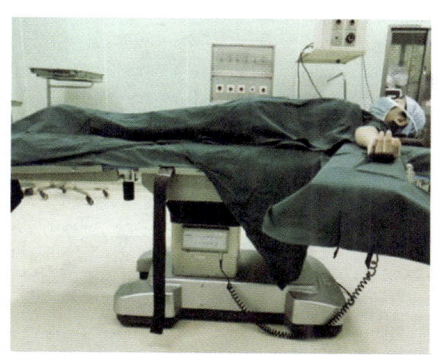

图 22-3　协助患者平卧于手术床,重心在手术床立柱,宽度合适

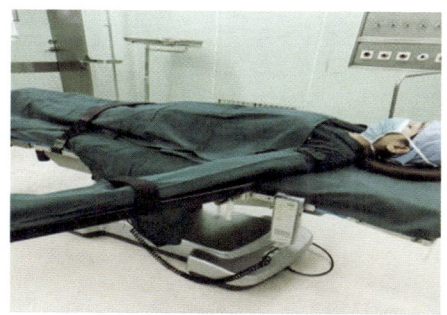

图 22-4　适当约束患者,避免坠床

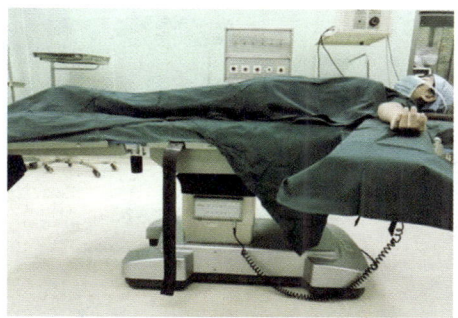

图 22-5　打开线控开关,使用线控根据手术需要调节患者体位

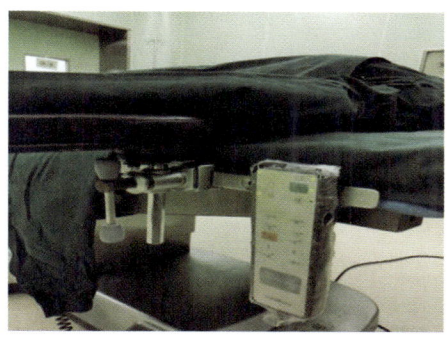

图 22-6　如有特殊体位要求时,按需调节手术床头板或腿板

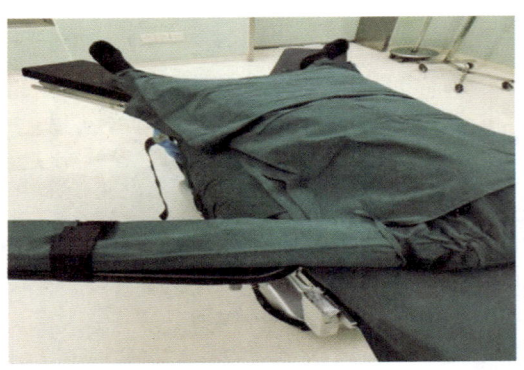

图 22-7　调整体位时注意患者重心,妥善固定手术患者

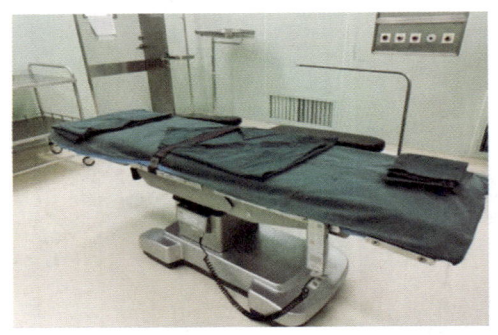

图 22-8　手术结束后,使用线控中的一键复位恢复体位,手动将头板、脚板恢复原位

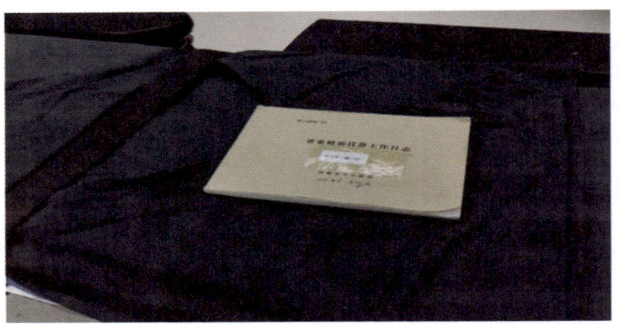

图 22-9　登记使用情况,整理、清洁、消毒手术床

操作二十三

手术床操作常规

手术床是提供麻醉和手术的设备平台,其使用与管理的好坏直接影响麻醉、手术的进程及患者安全。因此,科学规范的管理至关重要。现代手术床有多功能智能化的趋势,以适应不同外科手术的需要。坚固、可靠、耐用、安全、功能完备、操作简便、舒适省力是现代手术床的基本要求。手术床主要有电动手术床和液压手术床,前者通过电脑控制板调节,快捷方便,但价格昂贵。

【操作目的及适用范围】

手术床是手术过程中安置患者以给医师提供更方便手术环境的最重要的工具。适用于胸外科、腹外科、脑外科、眼科、耳鼻喉科、妇产科、泌尿外科和骨科等施行一般手术使用。

【设备维护与保养】

1. 手术台面床垫可用20%医用乙醇和2%戊二醇清洁消毒,消毒后擦干。及时擦去溅到床垫上的污渍,可延长床垫的使用寿命。

2. 手术台在术前、术后应及时清洁消毒,使用没有侵蚀性的消毒液进行消毒,消毒后及时用抹布擦去残留液体(一般用清水擦洗,消毒液会损害台面和附件)。

3. 如要移动手术台,应打开电源开关,同时按住控制器上底座移动键和复合键,使手术台处于可移动状态即可。需长时间移动手术床,可在手术床处于移动状态时关闭电源开关。

4. 手术台使用完毕后,应清洁干净并保持干燥,以防内部电器受潮损坏。

5. 控制器应保持清洁干燥,用后可挂于手术台两旁的导轨上,不应随意放置。

6. 应经常检查电源线和手持式控制器是否损坏和断裂,并确保没有被其他物件卡住。

【注意事项】

1. 按下手按控制器面板上的电源开关,以进入操作准备阶段。

2. 正确启动与释放底座刹车。踏下底座旁边的刹车踏板,并移到固定杆下固定,以启动中央机械式刹车装置来固定手术床。

3. 防止意外伤害

（1）防止倾倒：打开底座刹车后如果未锁定和固定手术床，此时操作手术床或搬移转换患者，可发生手术床移位、倾倒，或患者坠床。所以完成调节操作后一定要锁定手术床。

（2）防止夹伤或压伤：当释放底座刹车时，请勿把脚放置在底座下。

（3）防止绊倒：电源线放于合适的位置，避免行走时被绊倒。

（4）防止触电：当电器检修盖或控制零组件被移走时，请勿操作或维修手术台。

（5）防止灼伤：使用电刀时，防止患者皮肤接触手术床的金属部位，避免被旁路灼伤。

4. 手按控制板应挂在手术床侧面钢轨上，其线路应避免挤压，防止损坏。

5. 勿放置重物于电源线上或让推车辗过电源线。

6. 勿让患者坐在手术床的头板、手臂板或腿板上，重量过重可造成配件弯曲损坏。头板与腿板最大载重40kg，当两腿板分开超过45°时，只可载重20kg。手术床承受的重量不宜超过150kg。

7. 勿将物品、配件或重物放于手术床底座的外盖上。

8. 手术床和附件的清洗、消毒：

（1）使用含表面活性剂和磷酸盐的弱碱性清洁剂清洁手术床和附件。

（2）手术床的消毒应使用含乙醛基的表面消毒剂稀释消毒手术床，不能使用氯、含氯化合物及含乙醇的混合物，以免腐蚀金属表面。

（3）勿使用清洁剂和清水喷洒或冲洗底座，防止内部的电气控制系统短路损坏、零部件生锈或故障。

9. 勿连续操作油压马达超过5分钟，以避免故障。

10. 购置时尽量统一厂家，以减少使用和管理的混乱。同时配件也可通用，避免重复购置、资源浪费。

11. 做好配件管理，暂不使用时应有序地放置在专用放置架上，定期检查，以防遗失和损坏。

12. 掌握手术床的正确调节方法及不同配件的用途及安装方法。

13. 定期检查手术床的功能，由专业人员做好保养工作，确保手术需要。电动调节式手术床要按时充电，以方便术中使用。

【应急方案】

1. 对手术床定期检查，发现故障立即停用，并报维修工程师或联系厂家进行维修。

2. 含有蓄电池的手术床定期充电。

3. 使用过程中断电、遥控失灵，应关闭开关，检查电源线，重新打开开关。

【使用流程】

电动手术床使用流程见图23-1。

操作二十三　手术床操作常规

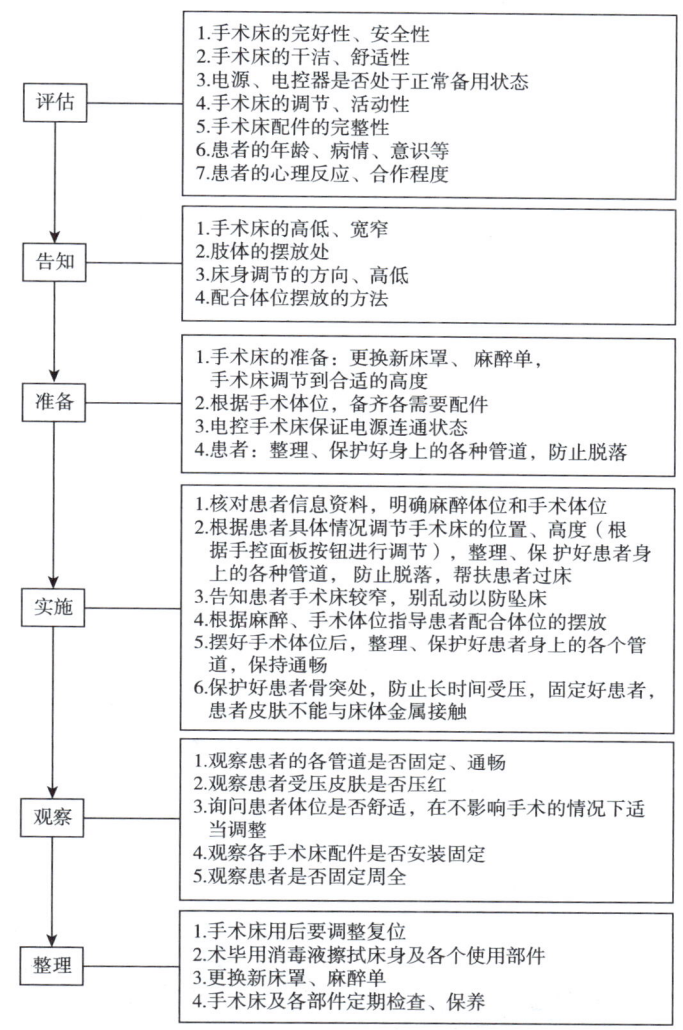

图 23-1　电动手术床使用流程

【使用说明】

电动手术床使用说明见图 23-2 至图 23-7。

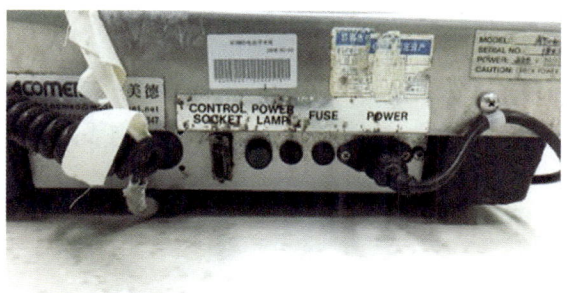

图 23-2　检查电源线、手控线、接口

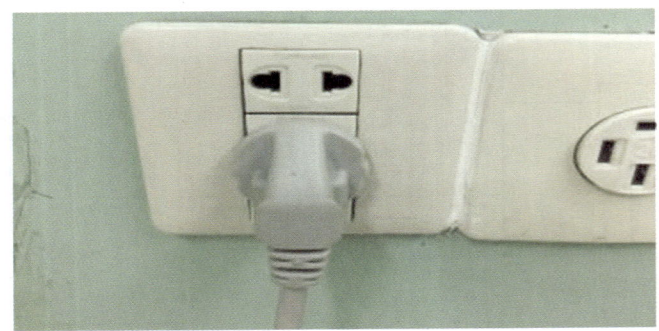

图 23-3 连接电源

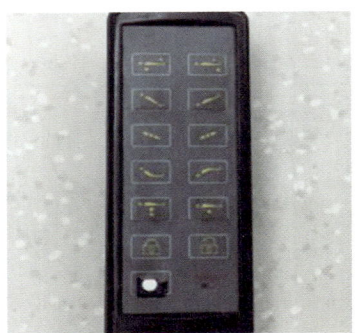

图 23-4 监测手控各功能键

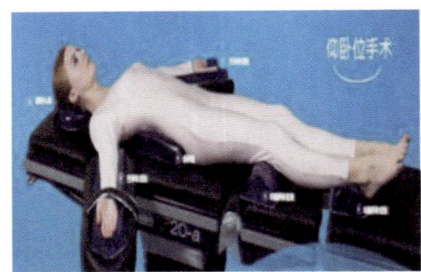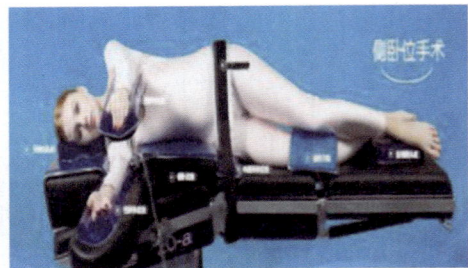

图 23-5 根据不同种类手术需要摆放体位

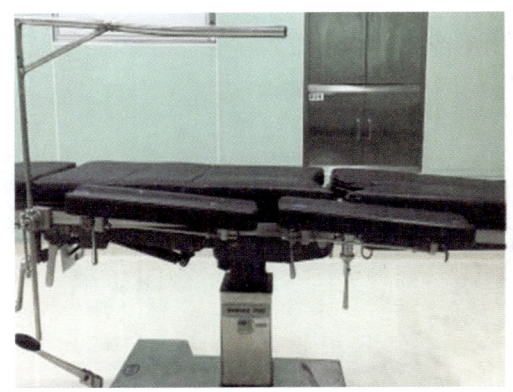

图 23-6 术毕,恢复手术床至基础状态

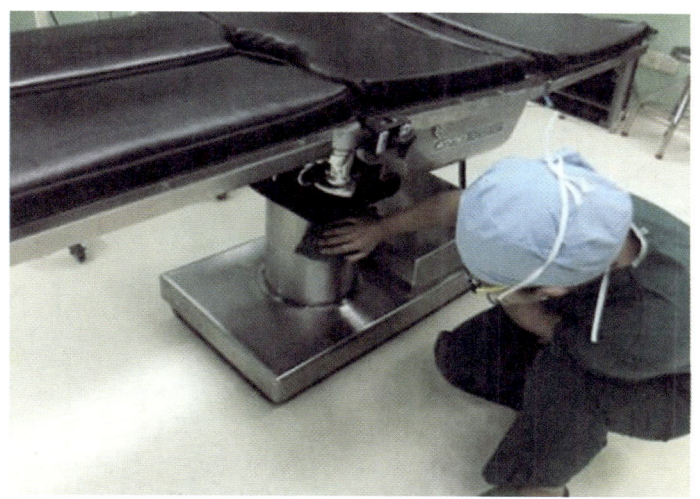

图 23-7 整理,保养

操作二十四 手术动力系统(DK-ENT-MS型)操作常规

手术动力系统(DK-ENT-MS型)集磨钻、鼻咽喉刨削、摆锯、骨钻功能于一体,主要用于中耳、内耳、眼科手术入路通道的制作和鼻咽喉骨组织、软组织的刨削。优点:具有微电脑控制平台,恒速控制功能;全触摸屏操作;宽电压设计,故障自诊断和保护技术;刀具自动识别功能;可选配显微磨钻功能。

【操作目的及适用范围】

适用于耳鼻咽喉头颈外科和其他外科手术中对人体骨组织和(或)软组织的钻削、铣削、锯切、磨削、刨削处理。

【注意事项】

1. 选择适宜的刀头。
2. 正确连接各接头。
3. 术中、术毕及时清洁。
4. 弯刨刀头不能拆卸。
5. 物品轻拿轻放。
6. 禁止使用卡式快速灭菌炉。

【设备维护与保养】

1. 术后立即进行清洁预处理,擦拭所有配件表面血渍,用清洁剂冲洗手柄内部,润滑剂喷洗手柄。
2. 灭菌前进行深度清洁,使用去离子水、毛刷刷洗手柄表面并漂洗至洁净。
3. 干燥:擦干、吹干、晾干。
4. 使用润滑剂喷洗手柄,厂家定期检测维修。

【使用流程】

见图24-1。

1. 根据手术部位需求选择适宜的刀头(磨头或刨刀)。
2. 连接电源、脚踏、微电机、刨手柄、刀具与手柄、手柄与驱动。
3. 检查所有刀具、刨手柄,进行微电机的功能切换、功能、装卸与定标检查。

4. 显示屏当前所示为输出。
5. 术中及时擦拭表面血渍。
6. 术毕擦拭表面,冲洗刨刀和手柄内部。
7. 擦拭表面,用多酶洗液冲洗刨刀和手柄内部,清洁剂、润滑剂冲洗磨手柄内部,器械表面使用去离子水漂洗至洁净,吹干手柄内部及表面水珠,干燥后使用润滑剂润滑,压力蒸汽灭菌。

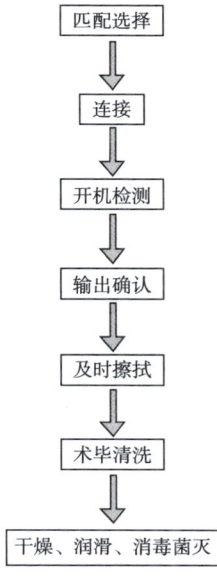

图 24-1 手术动力系统(DK-ENT-MS型)使用流程

【应急方案】
1. 手术中如出现刨刀堵塞,将刀头前段浸没在生理盐水中反复冲洗。
2. 铣手机在使用过程中需要原路退回时,必须在转动的情况下才能退回。

【使用说明】
手术动力系统(DK-ENT-MS型)使用说明见图 24-2 至图 24-5。

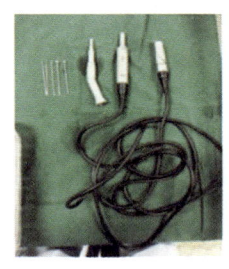 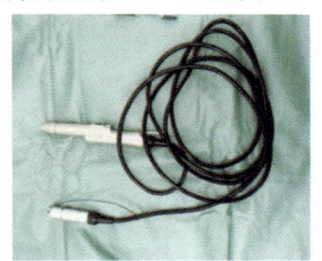

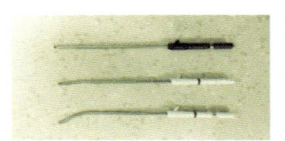 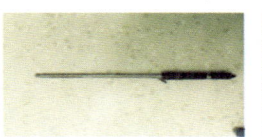 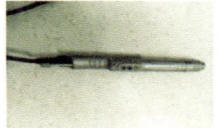

图 24-2 选择适宜的刀具

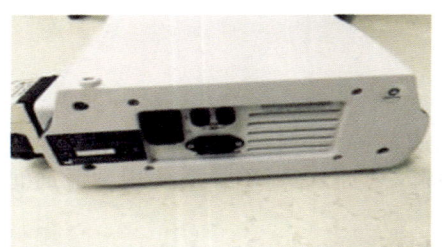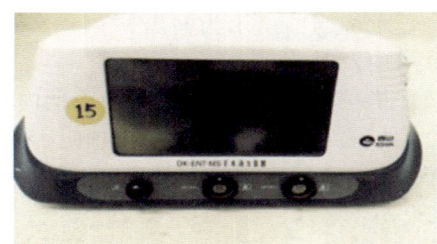

图 24-3　连接电源、手柄、脚踏、打开开关

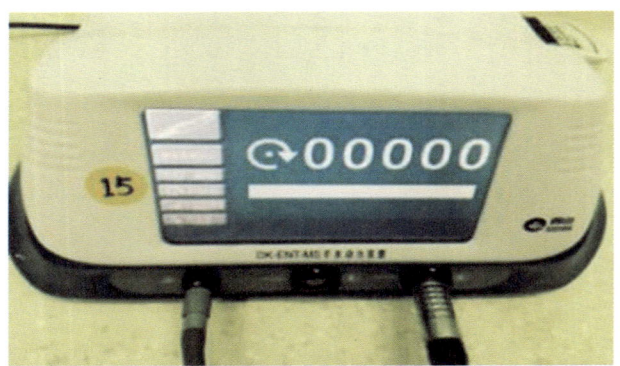

图 24-4　开机检测,调整参数

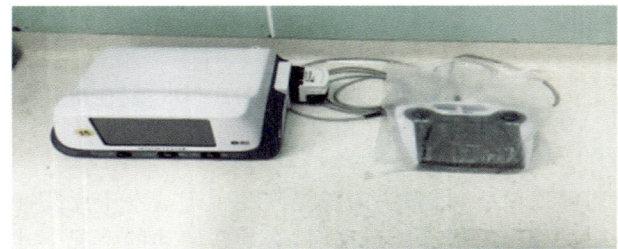

图 24-5　术毕,清洁整理

操作二十五

西山动力系统操作常规

神经外科手术是一种高精尖的手术,而西山动力系统的钻孔、铣刀、磨钻装置大大提高了神经外科手术的质量和效果,可应用于许多疑难手术或使常规不能做的手术成为可能。

【操作目的及适用范围】

西山动力系统主要应用于神经外科手术。该动力系统使用铣刀开颅,具有出血少、骨缘光滑和骨窗大小形状可根据手术需要制订的优点,避免损伤硬脑膜及脑组织,为高血压性脑出血和颅脑损伤患者的抢救赢得宝贵时间,提高了术后生存质量。

【注意事项】

1. 掌握西山动力的使用方法和性能。
2. 术前巡回护士检查电源是否通畅,参数是否正确,钻和铣刀是否可以正常使用。
3. 钻孔过程中保持垂直均匀用力,钻铣过程速度极快,会产生大量摩擦热,因此要不断用生理盐水冲洗局部组织进行降温,同时还可将碎骨组织冲出。
4. 软轴勿扭转屈曲,勿拉扯,以免电线断裂。
5. 正确安装钻头及铣刀。

【设备维护与保养】

1. 使用完毕立即清洁,带有电路部分应用湿纱布擦拭,防止电凝短路发生故障。
2. 器械护士术中监督手术医师的操作及执笔姿势。
3. 铣刀、磨钻头使用变钝后要及时更换,继续使用会损坏手柄。
4. 动力系统暂不使用时,将开关处于关闭位置。

【使用流程】

见图 25-1。

1. 连接电源、脚踏、软轴及主机。
2. 开机自检,并检查动力系统的功能。
3. 参数设置:输出确认显示屏当前所示为输出。通过面板按钮或脚踏进行功能切换、定标及参数设置。

4. 规范操作：颅骨钻，垂直均匀用力，将钻穿时减小轴向力，禁止同孔补钻，禁止摇摆手机。颅骨铣，靴足勾住骨板，上提，均匀用力，禁止直角转弯及摇摆手机。

5. 术毕收起软轴及脚踏，主机放于固定位置，在使用记录本上签字。

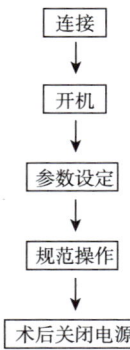

图 25-1　西山动力系统使用流程

【应急方案】

1. 若术中铣刀断裂，应及时更换。
2. 动力系统如不工作，应及时检查电源、脚踏及软轴的连接，系统模式是否选择正确，以排除故障。
3. 术前备好线锯及手摇钻。
4. 及时联系厂家，进行故障报修。

【使用说明】

西山动力系统使用说明见图 25-2 至图 25-5。

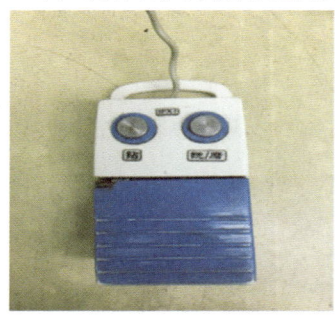 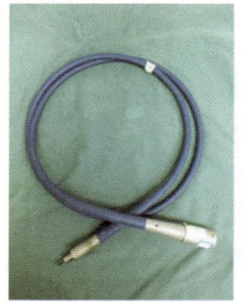 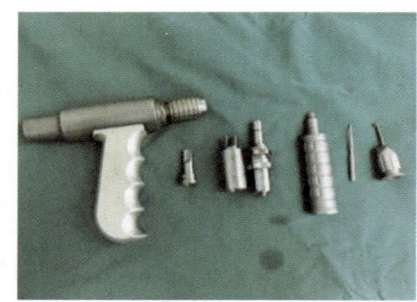

图 25-2　物品准备

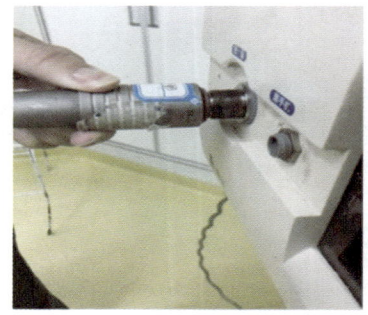 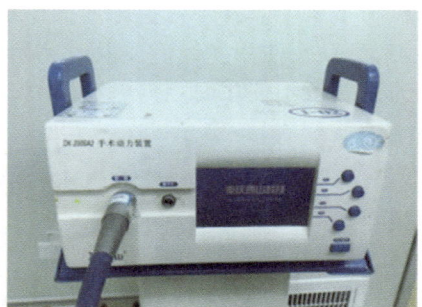

图 25-3　连接软轴，开机自检

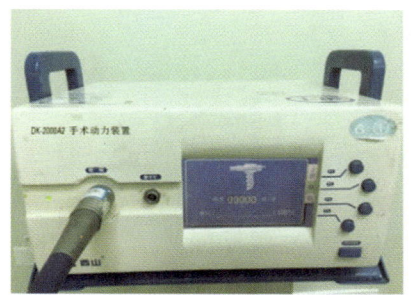 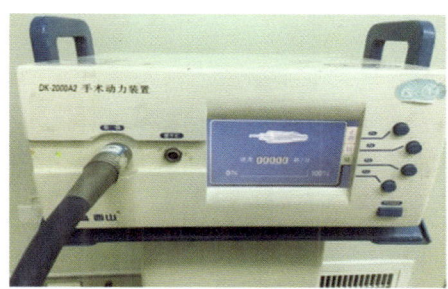

图 25-4　选择合适参数

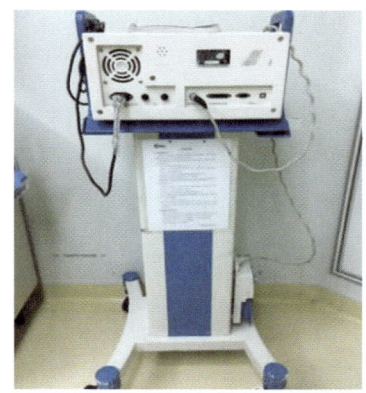 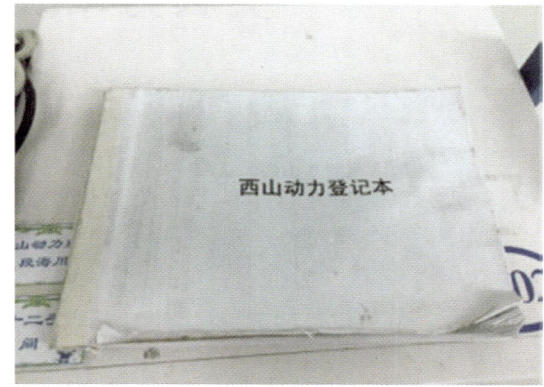

图 25-5　关机后放于指定位置,并登记

操作二十六 美敦力系统操作常规

美国美敦力系统为神经外科手术的常规工具,操作精确,精密的设计符合人体工程学,便于操作。

【适用范围】

该设备主要用于开颅手术,也用于耳鼻喉科乳突根治术、骨科颈椎椎板扩大减压手术等。

【注意事项】

1. 使用该设备前,外科医师和手术室护士应接受过此仪器设备的专业技术培训。
2. 使用时按手术要求选择不同转速,按需要选用不同长度、大小和形状的钻头。
3. 在手术中使用磨钻时,应清除术野周边的纱布及脑棉,以防卷进钻头。
4. 在钻、铣、磨过程中会产生热量,应不断对钻孔区使用水进行冲洗降温冷却,避免高温对周边组织造成损伤。

【设备维护与保养】

1. 使用完毕,钻头、铣刀、磨钻与手柄及时拆开,使用释酶液清洗,并用清水冲洗干净。
2. 钻头、铣刀、磨钻、手柄及软轴应放入专用器械盒内低温灭菌备用。
3. 软轴和马达严禁放入水中或消毒剂中浸泡,严禁高温灭菌。
4. 每次使用后填写使用登记本,记录使用情况。

【使用流程】

见图 26-1。

1. 将主机移至手术床尾一侧,连接电源线。
2. 连接脚踏并将脚踏置于手术医师脚旁。
3. 开机自检。
4. 连接软轴,器械护士按手术需要安装好钻头、铣刀等。
5. 术者手握马达及相应附件,通过脚踏开关进行钻、铣、磨等操作。
6. 手术结束关闭开关。
7. 拔出软轴及脚踏连线。
8. 拔出电源,整理保养。

操作二十六 美敦力系统操作常规

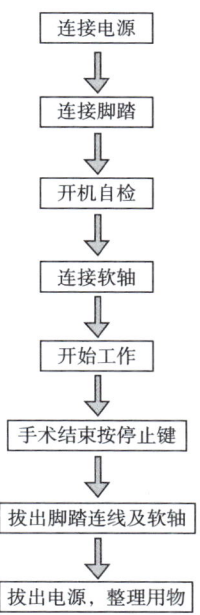

图 26-1 美敦力钻使用流程

【应急方案】

1. 使用前请开机自检,如自检出现问题,停止 10 秒后再开机,如仍有问题,禁止使用。
2. 马达发热时停止使用,从新组装附件后再使用,如仍发热,停止使用。
3. 如遇到突然停电或电源线脱落,请及时关闭电源开关键,待电压稳定或连接好电源开机自检正常后使用。

【使用说明】

美敦力钻使用说明见图 26-2 至图 26-9。

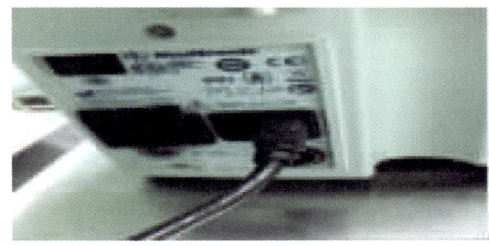

图26-2 连接电源线

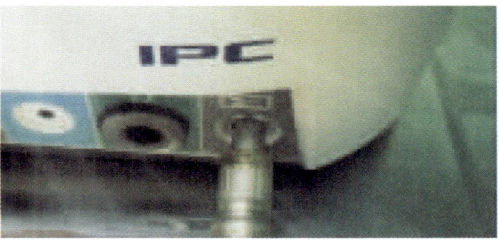

图26-3 连接脚踏

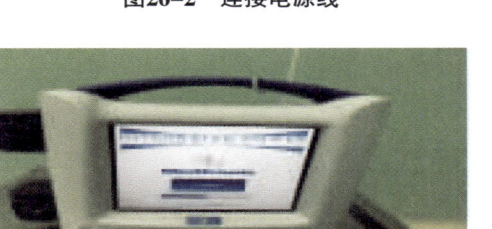

图26-4 开机自检

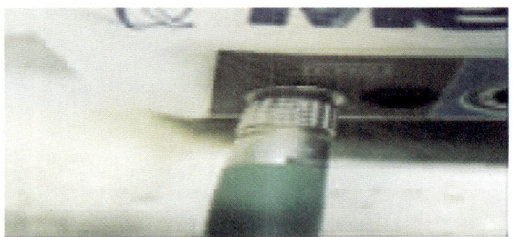

图26-5 连接软轴

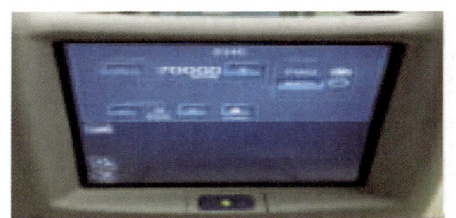
图26-6　开始工作

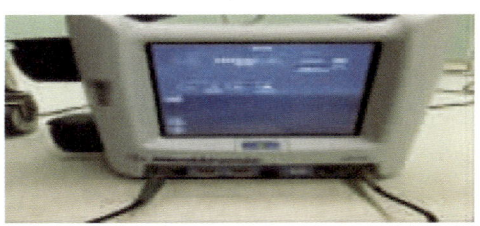
图26-7　结束按停止键

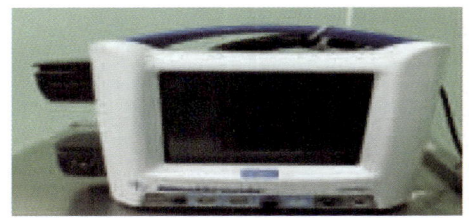
图26-8　拔出脚踏连线及软轴

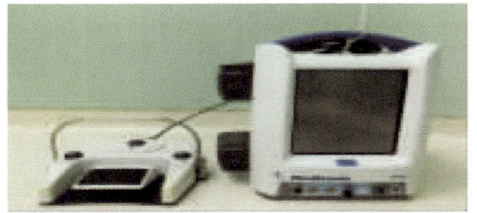
图26-9　拔出电源整理用物，登记

操作二十七

超声刀(强生)操作常规

超声刀是一个能产生超声能量和机械振动的发生器,通过超声频率发生器,作用于金属探头(刀头),以 55kHz 的频率将电能转变成机械能,继而使组织内液体汽化,蛋白质氢链断裂,细胞崩解,蛋白质凝固,血管闭合,达到切开、凝血效果。

【操作目的及适用范围】

超声刀通过超声频率发生器使金属刀头以超声频率进行机械振荡,空化效应而达到切割或凝固组织的目的。用于对需要控制出血和最小程度热损伤的软组织进行切割,不适用于骨切除和输卵管结扎。

【注意事项】

1. 严格按照生产厂家说明使用,选择合适的配件规范安装。
2. 超声刀工作时禁用手触摸,并避免长时间连续过载操作。
3. 不能闭合刀头空踩脚踏板或用超声刀刀头夹持金属物品及骨组织。
4. 由于超声刀闭合管腔是永久性闭合,需确定闭合的组织类型是否适合。

【维护与保养】

1. **超声刀头** 应轻拿轻放,避免重压,不要碰撞硬物或落地,血液、体液隔离或特殊感染患者,用含氯消毒剂或酸化水擦拭消毒或按特殊感染患者术后处理,清洗时避免撞击或用力抛掷。
2. **超声刀手柄线** 不宜用水冲洗,应并顺其弧度保持 15~20cm 直径线圈缠绕,手柄线需根据生产厂家说明选择适宜的灭菌方法,或使用一次性无菌保护套达到无菌要求。
3. **主机与脚踏** 检查套壳、电线有无裂缝或其他危险;定期进行功能、安全检测;用温和的清洁剂清洗。

【使用流程】

见图 27-1。

1. 根据手术类型选择合适的超声刀头。

2. 安装超声刀应垂直握持手柄,左手拿手柄,右手持刀头杆,垂直连接,顺时针拧紧,使刀头关闭状态,将扭力扳手插入后旋紧至两下"咔哒"声。

3. 连接主机与手柄线,注意白点对白点。

4. 自检。开机自检后,按 STANDBY 键"READY"键亮,可以踩脚踏自检,按"HANDACTIVATION"按手动键自检(自检时刀头不能闭合),自检通过后方可使用。

5. 根据需要选择合适的工作档位进行操作,超声刀的技术指标为 3 级和 5 级,设定好后一般不需变动。

6. 术毕,将手柄线顺其弧度 15~20cm 直径线圈盘绕,注意手柄线不可扭曲、缠绕各连接线,操作部位用湿纱布擦拭,不应用水冲洗。

7. 主机与其他设备分开放置,以免震动损坏其他设备,机身上勿压放物品。

8. 记录设备使用情况,清洁设备并放于指定位置。

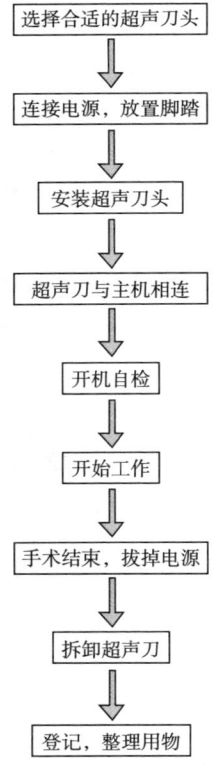

图 27-1　超声刀(强生)的使用流程

【应急方案】

超声刀报警后的处理方法:

1. 超声刀开机自检出现故障时主机屏幕将显示故障代码,需请专业设备技术人员及时维修或更换部件。

2. 使用中同时踩到两个脚踏开关,主机会有报警,但没有故障代码显示。

3. 超声刀持续工作时间过长、温度过高时,机器会自动报警,应将超声刀头浸泡于生理盐水中,待刀头降温后再使用。

【使用说明】

超声刀(强生)的使用说明见图 27-2 至图 27-9。

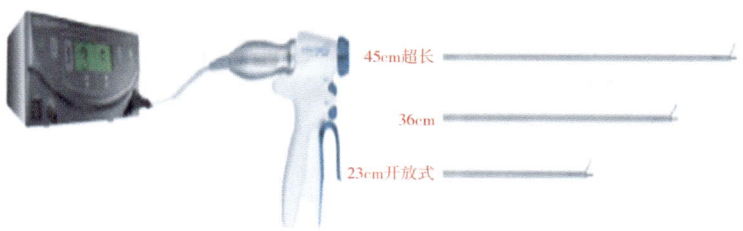

图 27-2　根据手术类型选择合适的超声刀

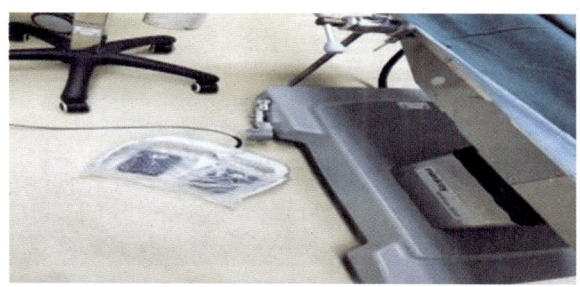

图 27-3　连接电源,放置脚踏

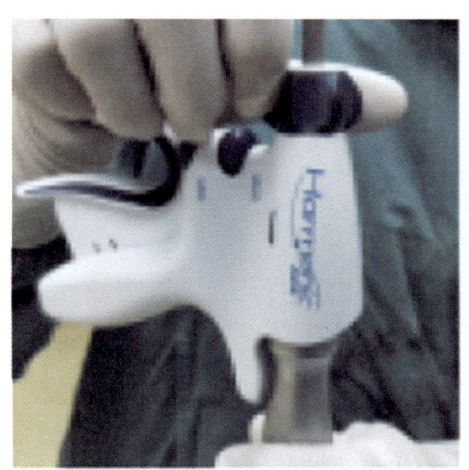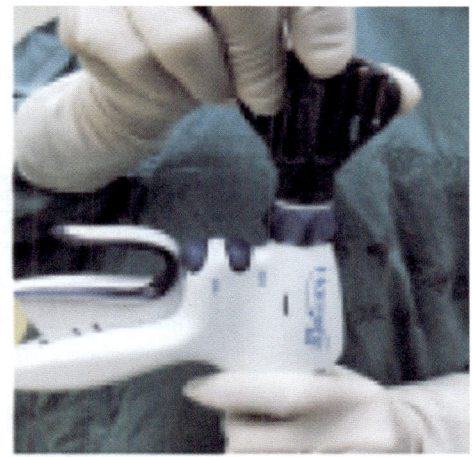

图 27-4　正确安装刀头

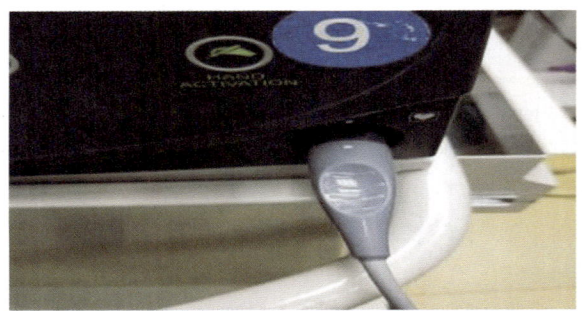

图 27-5　手柄线与主机白点对白点连接

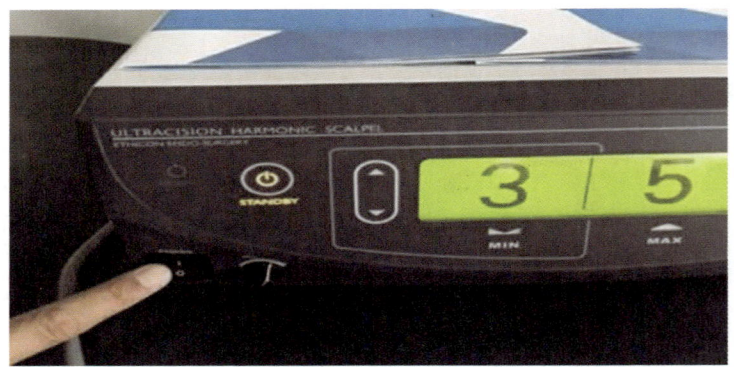

图 27-6　开机主机自检

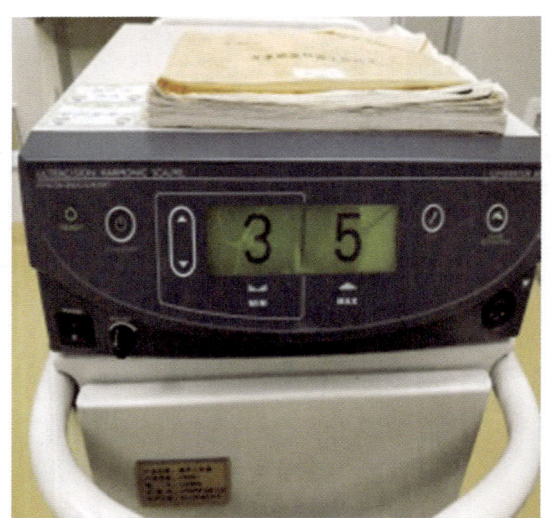

图 27-7　脚踏或刀头自检

操作二十七　超声刀(强生)操作常规

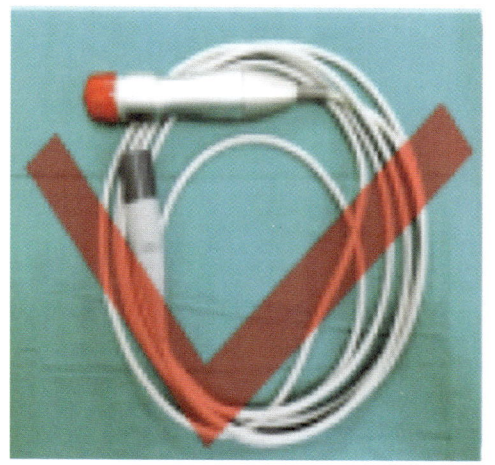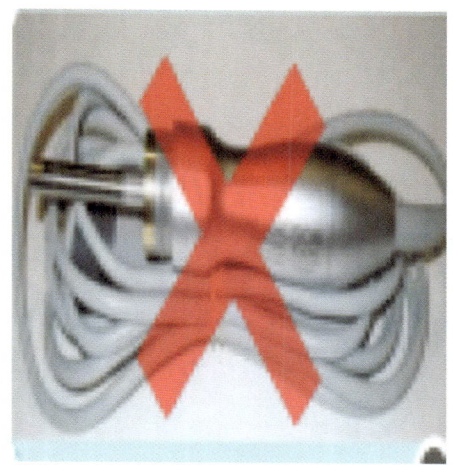

图 27-8　正确拆卸超声刀

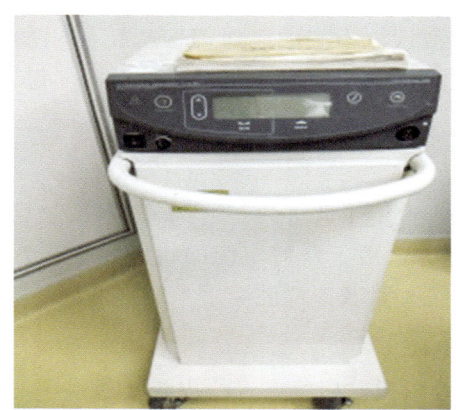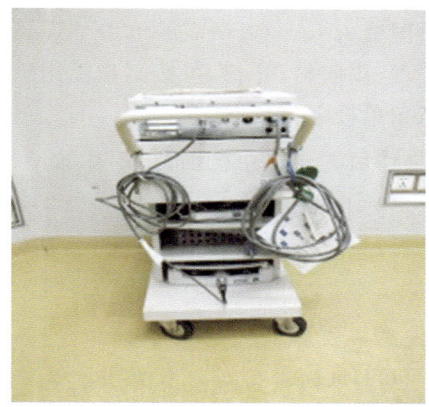

图 27-9　登记、保洁,放于指定位置

操作二十八 威力电刀操作常规

美国威力 force 2 型高频电刀是现代电外科领域中多功能通用型产品,广泛应用于外科手术、皮肤科、牙科,可按其功能用于不同组织的切割。安装心脏起搏器的患者禁止使用高频单极电刀。

【操作目的及适用范围】

可与膀胱镜、关节镜、胸腔镜、宫腔镜等相连,用于普外科、胸外科、骨科、泌尿外科、神经外科、显微外科和其他双极的外科手术等。适用于任何组织的精细无损伤切割,如整形、烧伤等,也适用于大面积弥漫性渗血、腔镜外科及深部腔隙手术的止血等。

【注意事项】

1. 患者不得携带金银首饰及手表。放置电极板前应将患者的皮肤处理干净,必要时剃除过长的毛发。安置患者体位时,应注意避免肢体接触。

2. 防止电火花遇乙醇燃烧:皮肤消毒时,巡回护士要监督、提醒医师乙醇不可使用过多。皮肤消毒后,待乙醇完全挥发再铺无菌单,或使用一次性无菌护创膜保护切口周围组织,防止无菌单被乙醇浸湿。手术开始前,术者再次用乙醇棉块消毒切口皮肤后,应稍停留 2~3 分钟,待乙醇挥发后再启用电刀,以免因电火花遇易燃液体。

3. 选择理想的电刀软极板,电极板面积要适中,要求导电胶黏性强并容易撕脱。

4. 粘贴电极板前清洁粘贴部位皮肤,以减少电阻,并能与皮肤粘贴紧密。

5. 电极板尽可能粘在血管丰富或肌肉丰满靠近手术部位处,要避开骨性突起、脂肪组织、瘢痕。

6. 安装心脏起搏器的患者应慎用电刀,以防产生干扰,影响起搏器工作。

7. 电极板尽量接近手术部位,使用大号电极板,避免重叠缠绕,采用螺旋式粘贴。电极板放置后,要注意检查有无"帐篷现象",确保电极板与皮肤有效的接触面积。安装电极板后尤其要注意乙醇等消毒液体不要流入负极板部位,否则可能会引起烫伤。

【设备维护与保养】

1. 电刀使用完毕后应先将数据归零,关闭按钮后再关闭总开关。

2. 禁止使用过程中电刀触碰金属物质及乙醇。
3. 应定期检查维修。

【使用流程】

见图 28-1。

1. 检查电源、负极板连线是否完好。
2. 将负极板粘贴于躯体脂肪组织较厚部位,接通电源。
3. 选择单极和双极的使用,根据需要调节功率大小。
4. 黄色为切割,蓝色为凝血,右蓝为双极。
5. 如有报警,红色指示灯亮,应仔细检查手控刀笔是否完好,负极板及连接头是否有松动、破损、未贴完整等。
6. 经常保持电刀清洁、卫生,注意保养。
7. 放置手术间,由巡回护士负责。
8. 手术完毕后,将电刀输出功率归位至零位切断电源,整理完好。

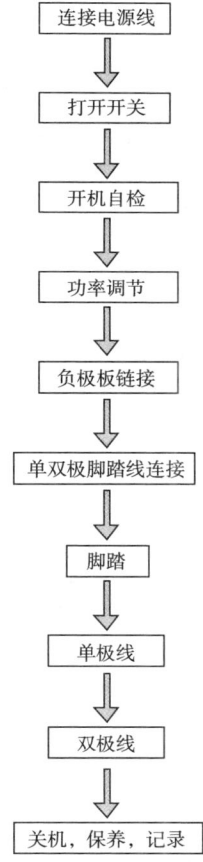

图 28-1 单极电刀和双极电刀使用流程

【应急方案】

1. 使用前检查机器完整性,开机自检,如有问题,禁止使用。

2. 自检后调节功率是否有效,是否显示预设值。
3. 使用过程中如遇机器漏电,或者单双极止血效果未达到,应立即压迫止血。

【使用说明】

单极电刀和双极电刀使用说明见图 28-2 至图 28-11。

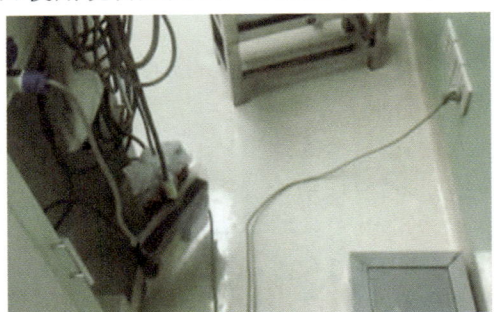

图 28-2　连接电源线

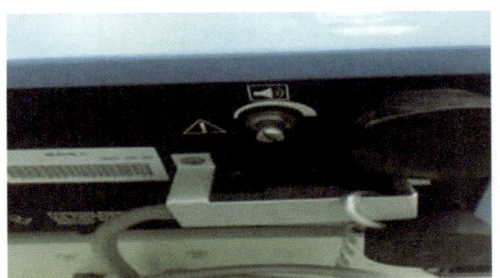

图 28-3　打开开关

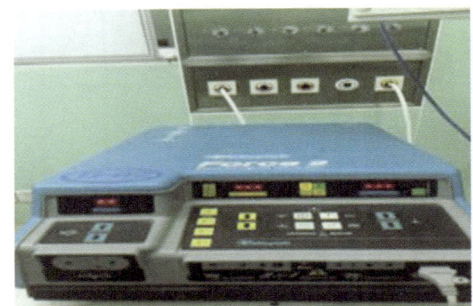

图 28-4　开机自检

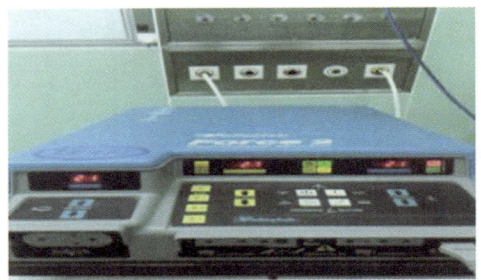

图 28-5　功率调节

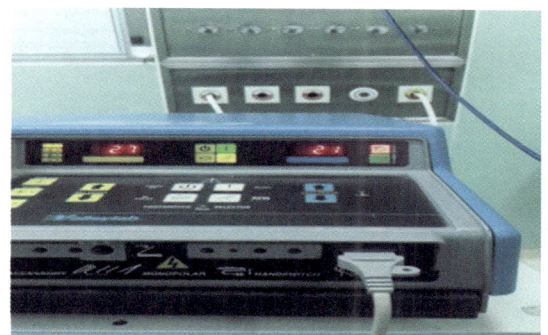

图 28-6 负极板连接

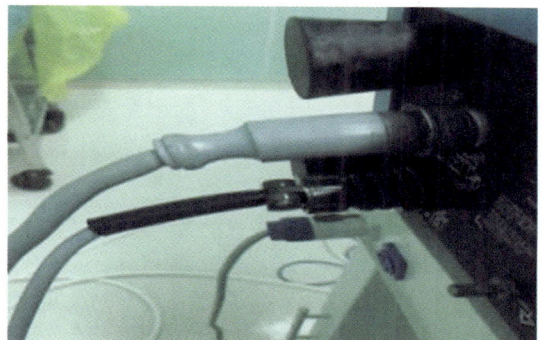

图 28-7 单双极脚踏线连接

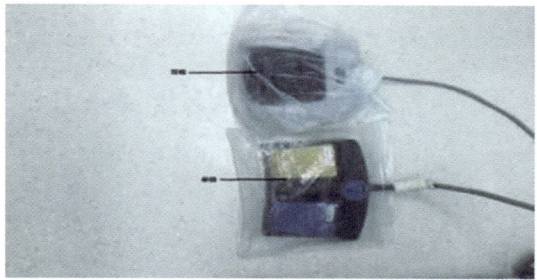

图 28-8 脚踏

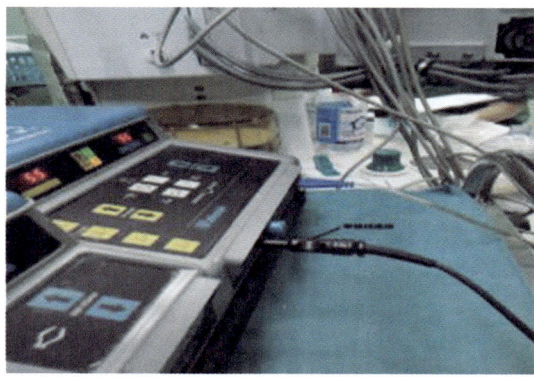

图 28-9 单极线

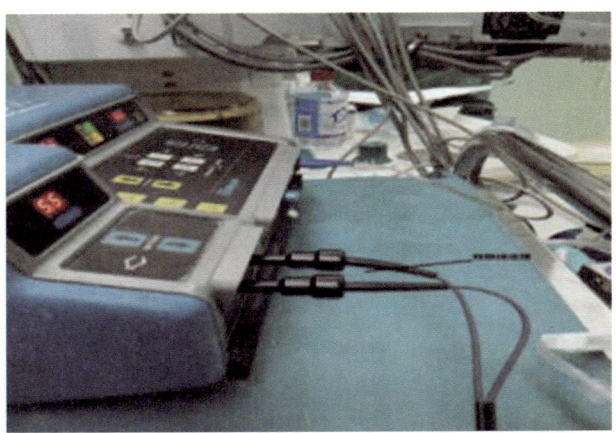

图 28-10 双极线

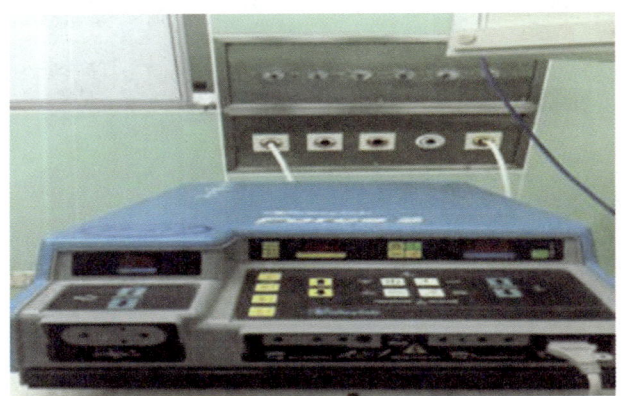

图 28-11 关机,保养,记录

操作二十九

电动子宫切除器（肌瘤钻）操作常规

电动子宫切除器是由多件产品组成的妇科手术器械，包括控制器、电动马达及配套手术器械。该产品与腹腔镜系统配套使用，可根据手术的需要设定转速、旋转方向等各项参数。

【操作目的及适用范围】

电动子宫旋切器使妇科手术步骤减少，手术时间缩短，出血量减少，病例选择较广，适用于子宫全切术、次全切术、子宫肌瘤剔除术等。

【注意事项】

1. 使用完毕后，务必拔下电源插头。
2. 请勿随意打开或拆卸控制器和电动马达（手机），如有必要，请与厂家联系。
3. 电动马达在正常运行时不可随意调速，必须在马达停止转动后，方可调整速度。
4. 严禁对马达内芯进行浸泡、高温高压消毒。
5. 清洗电动马达前，一定要将马达内电池取出，清洗后及时擦干，避免电池潮湿或高温。
6. 配套手术器械切忌受压、冲击、磕碰，以免造成损坏。
7. 每次使用前，必须检查插入人体部分的刀管、刀头等器械是否有引起损伤的粗糙表面、尖锐边缘及突出物。
8. 配套手术器械在使用前，必须经过规范的消毒和灭菌。
9. 切除导管的刀锋应注意保护，动作轻柔。
10. 便携式和移动式射频通信设备对本设备可能会有影响。
11. 手术结束后，将主机和表面擦干净。
12. 定期检查维护设备。

【设备维护与保养】

(一) 清洗

1. 清洗电动马达（手机）时，必须先将马达（手机）的内芯（电机）取出。宜用擦洗的方法,若用浸泡的方法,清洗后必须将电动马达(手机)内的水彻底甩尽并擦干,以免损坏电动马达(手机)的内部零件。严禁用浸泡的方法清洗电动马达(手机)的内芯(电机)。

2. 配套手术器械在每次使用后,应该用清水,必要时才使用软毛刷彻底清洗干净。用纱布擦干,在必要的地方涂上润滑剂(硅油等),以免污垢干结、锈蚀、阻塞而影响手术器械的正常使用。

(二)消毒

1. 电动马达(手机)取出内芯(电机)后,可使用高温高压消毒。若使用浸泡消毒时,必须在消毒后将电动马达(手机)内的水分彻底去除。电动马达内芯(电机)可用75%的乙醇擦拭消毒,也可将其用纱布包裹后用福尔马林熏蒸消毒。

2. 配套手术器械可按照医院现行手术器械的消毒规范和标准进行。

【使用流程】

见图29-1。

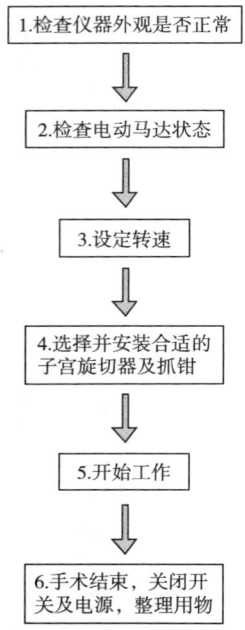

图29-1 电动子宫切除器(肌瘤钻)使用流程

1. 控制器外壳外表面应平整、光洁,无污损、伤痕及斑蚀等缺陷,功能键、显示窗、接插口等标示应正确、清晰、明确;控制器可调节手机转速,方式为无级调速,由指示灯显示其转速大小。

2. 电动马达外表面应光洁、无污损,开关及转向按钮等功能键应操作正确、方便、可靠,标示应清晰正确。

3. 手机空载转速范围:80~280r/min。其转速示值(本仪器)与实际转速(转速测试表)的允差为±10%。

当转速在100r/min时,转矩应≥15N·cm,且转速下降不超过20%。

4. 手机装上碎宫器后,刀具距机头6mm处,径向跳动应≤2mm。

5. 观察手术,驱动马达必须转速均匀,无停顿、转速激增或激减。

6. 手术结束后,将软电线进行钝角盘绕放置。

【应急方案】

1. 使用前请开机自检,如自检出现问题,禁止使用。连接电动子宫切除器和驱动马达(手机),连接电源线。接上电源后,打开电源开关。按下驱动马达(手机)上的开关。观察过程中,驱动马达必须转速均匀,无停顿、转速激增或激减。

2. 使用过程中,如果发现有异味或有异常噪声时,应立即切断电源,然后与当地经销商或厂家联系。

3. 使用过程中,如遇停电,应立即将肌瘤钻从腹腔内取出。

4. 若遇手术器械工作不正常或电动马达(手机)不工作时,可按表29-1进行自检和排除。

表29-1　故障原因及排除方法

故障现象	故障原因	排除方法
电动马达(手机)不运转	电源线脱落/未连接	重新连接电源线
	电源开关未打开	打开电源开关
	熔断器损坏	更换熔断器
	电动马达与控制器连接异常	重新连接电动马达与控制器
	电动马达损坏	联系厂家
	控制器损坏	联系厂家
运转切割不正常	电动马达内芯安装异常	重新安装电动马达内芯
	电动马达损坏	联系厂家

【使用说明】

电动子宫切除器(肌瘤钻)使用说明见图29-2至图29-6。

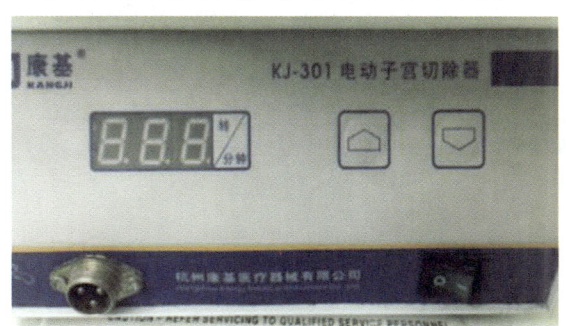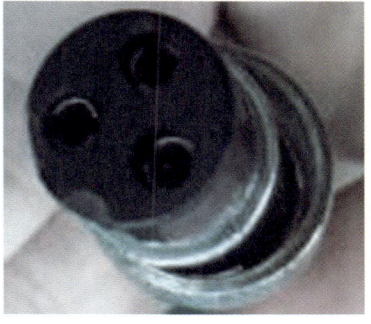

图29-2　将软电线的一端插入控制器的输出接口,并拧紧螺母

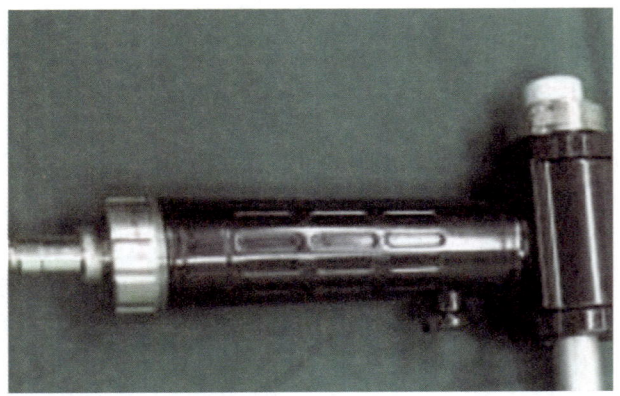

图29-3 将软电线的另一端插入电动马达(手机)柄下端的插口,拧紧螺母

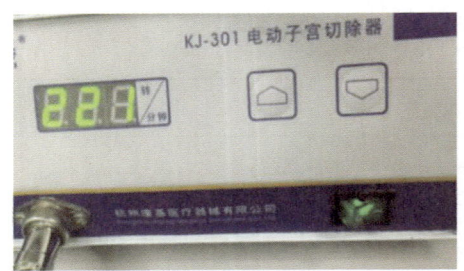 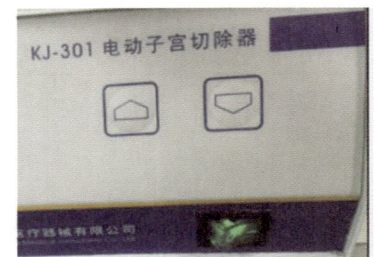

图29-4 打开控制器的电源开关,指示灯亮,按上升/下降键,调节转速

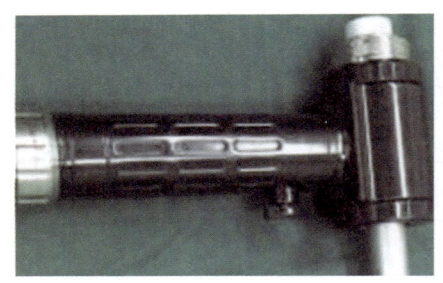 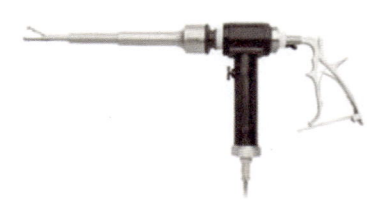

图29-5 按住电动马达(手机)上的开关,碎宫器开始转动,选择扩张器及大小抓钳

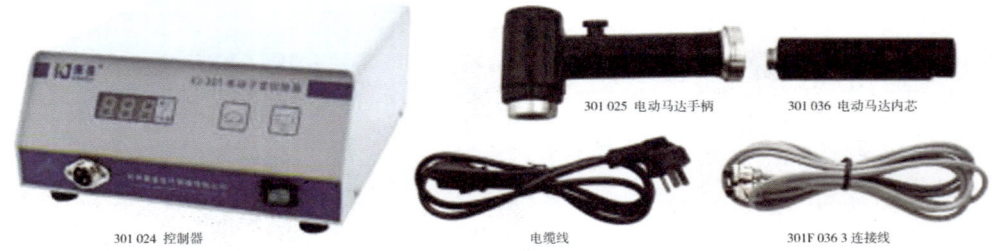

图29-6 用完后,将线盘绕整齐,取出电池,送去消毒

操作三十

Mindray HyLED9700/9500 无影灯操作常规

手术无影灯一般由单个或多个灯头组成,系定在悬臂上,能做垂直或循环移动,悬臂通常连接在固定的结合器上,并能围着它旋转。无影灯采用可消毒的手柄或设消毒的箍(曲轨)作灵活定位,并具有自动刹车和停止功能以操纵其定位,在手术部位的上面和周围,保持相宜的空间。无影灯的固定装置可安置在天花板或墙壁的固定点上,也可安置在天花板的轨道上。

【操作目的及适用范围】

手术无影灯用来照明手术部位,以最佳地观察处于切口和体腔中不同深度的小的、对比度低的物体。由于施手术者的头、手和器械均可能对手术部位造成干扰阴影,因而手术无影灯就应设计得能尽量消除阴影,并能将色彩失真降到最低程度。此外,无影灯还须能长时间地持续工作,而不散发出过量的热,因为过热会使手术者不适,也会使处在外科手术区域中的组织干燥。

【注意事项】

1. 定期(每年一次)检查无影灯各连接部位的连接状况,防止无影灯各部件松动而发生意外。
2. 手术完毕后,必须切断网电源(通过用户在墙上安装的电源双路切断开关切断网电源)。
3. 手术无影灯的维修(除日常维护保养外)最好由厂家指定人员进行维修。

【使用流程】

见图 30-1。

1. 术前检查手术无影灯功能是否良好。
(1)灯泡检查方法:用一张白纸放在工作区域,如出现弧状暗影,换相应灯泡。
(2)调节手柄检查方法:装置的时候要明晰地听到两次"咔哒"声响,证明装置到位,消毒手柄能够处于正常的作业状况。
2. 术前清洁无影灯,将手术无影灯移至手手术视野上方。
3. 手术无影灯亮度调节由弱到强,禁止快速开到最大,以免损坏灯泡;对准手术视野调好焦距。
4. 术毕将亮度调节到最弱,再关闭电源。
5. 手术无影灯用清洁抹布擦拭干净,固定于功能位,保持平衡。

6. 专人每周检查一次,调试各部件功能,注意小螺丝是否松动,发现问题及时保修。

补充说明:此灯有一键最暗,一键最亮功能,具体使用见图 30-2 和图 30-3。

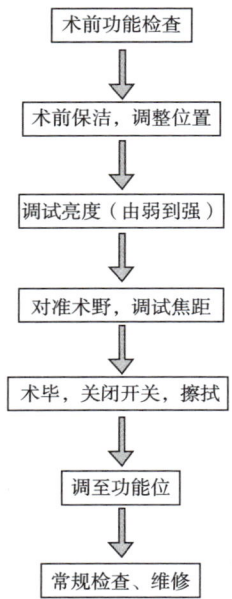

图 30-1　Mindray HyLED 9700/9500 无影灯使用流程

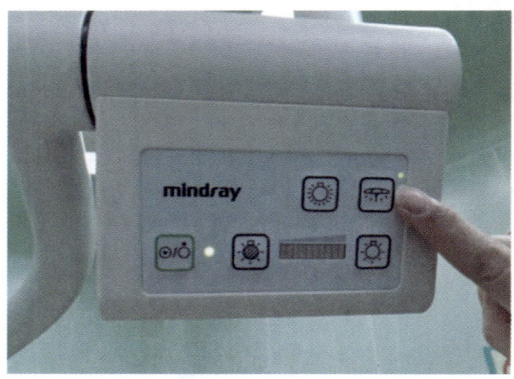

图 30-2　按此键,一键直接变最暗

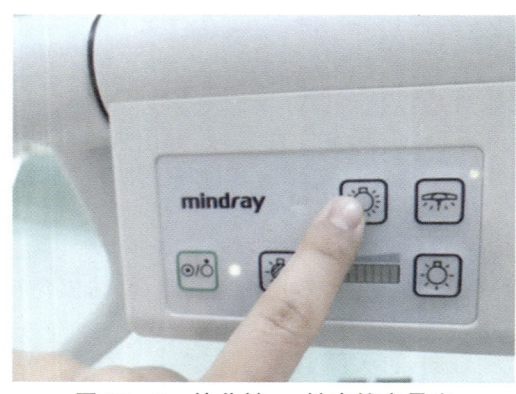

图 30-3　按此键,一键直接变最亮

操作三十　Mindray HyLED9700/9500 无影灯操作常规

【应急方案】

1. 若术前发现无影灯功能障碍,则立即通知值班护士更换手术间。
2. 若术中无影灯使用障碍,应立即开启手术间地灯或先采用其他照明设备进行照明。

【使用说明】

Mindray HyLED9700/9500 无影灯使用说明见图 30-4 至图 30-12。

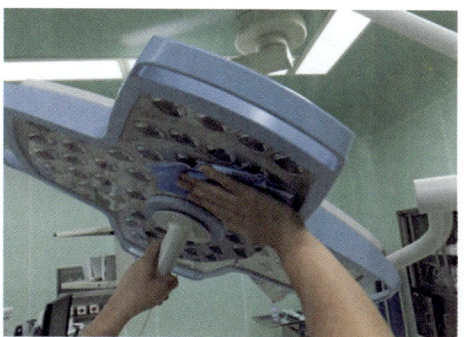

图 30-4　术前,对无影灯进行保洁

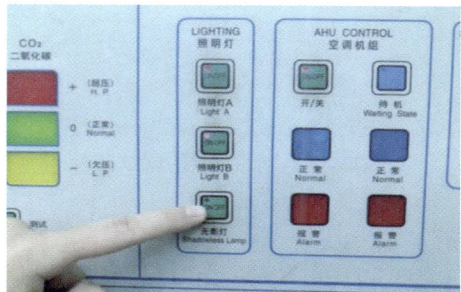

图 30-5　开启墙上面板开关

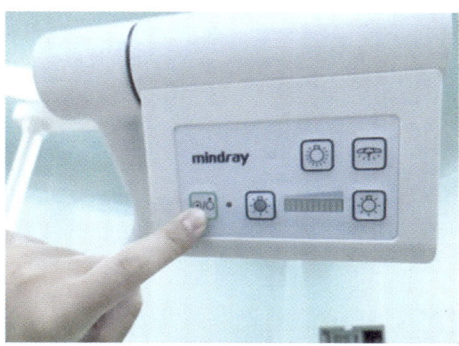

图 30-6　开启灯柄上开关

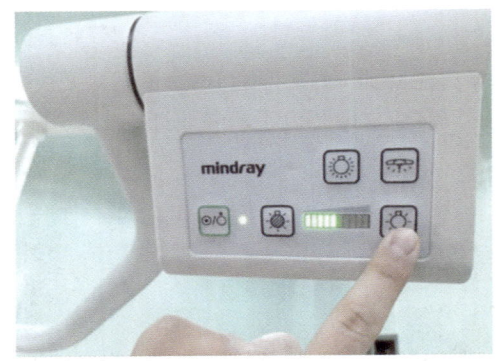

图30-7 调试亮度,亮度由弱到亮逐渐调节

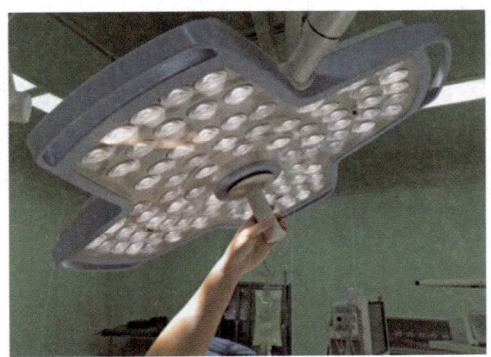

图30-8 对准术野,调试焦距

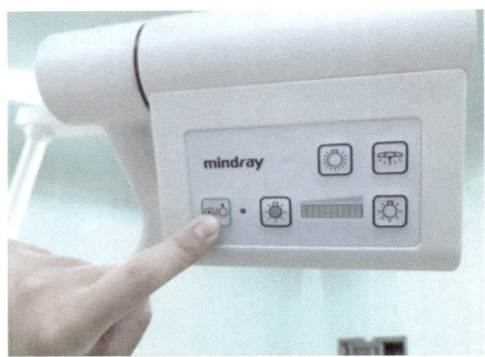

图30-9 术毕,关闭灯柄开关

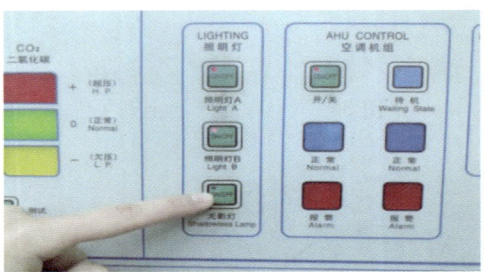

图30-10 关闭墙上面板开关

操作三十　Mindray HyLED9700/9500 无影灯操作常规

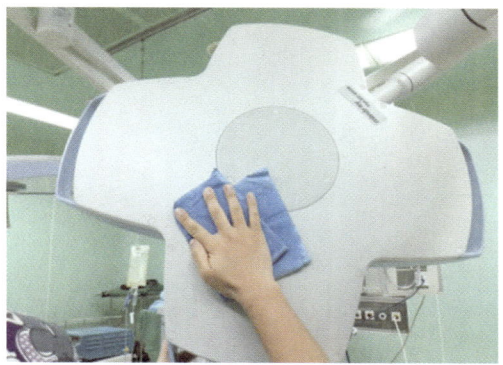

图 30-11　用毕擦拭保洁

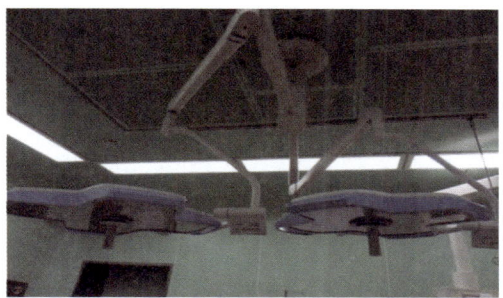

图 30-12　恢复至功能位,保持平衡

操作三十一 Mindray HyLite6500 无影灯操作常规

【操作目的及适用范围】

用于手术过程中对手术视野或患者提供可视照明。

【注意事项】

1. 由专业人员维修无影灯,经常检查无影灯的螺丝是否松动,防止发生坠落。
2. 调节无影灯亮度应由弱到强,禁止一下开到很大,以免损害灯泡。手术结束时,应把无影灯的亮度调到最弱,再关闭电源开关。
3. 调节手术无影灯的位置,注意勿碰撞吊塔或输液架等以免损坏。
4. 手术前半小时及术后应各清洗一次,确保无尘、无污渍,避免使用刺激性的化学消毒剂擦拭无影灯,避免腐蚀、损坏。
5. 清洁完毕,将无影灯固定在功能位,保持平衡,防止持重不同影响固定功能。

【设备维护及保养】

1. 灯泡更换　　更换灯泡时,必须先切断电源开关,待灯泡冷却后才能更换;如发现滤光玻璃损坏,应及时通知厂家修复,否则可能引起机体组织烧伤;不可用手直接拿捏灯泡,以免指纹留在新灯泡上,影响光源。
2. 设备清洁　　手术无影灯使用一段时间后,外壳、灯面板会积有灰尘、血液、体液等,必须对设备进行清洁(不可用酸性碱性溶液或研磨剂进行擦洗)。

【使用流程】

见图 31-1。

1. 术前检查手术无影灯功能是否良好。
2. 术前 30 分钟清洁无影灯,将手术无影灯移至手术视野上方。
3. 手术无影灯亮度调节由弱到强,禁止快速开到最大,以免损坏灯泡;对准手术视野调好焦距。
4. 术毕将亮度调节到最弱,再关闭电源。手术无影灯用清洁抹布擦拭干净,固定于功能位,保持平衡。

5. 专人定期检查(建议每周),调试各部件功能,注意小螺丝是否松动,发现问题及时保修。

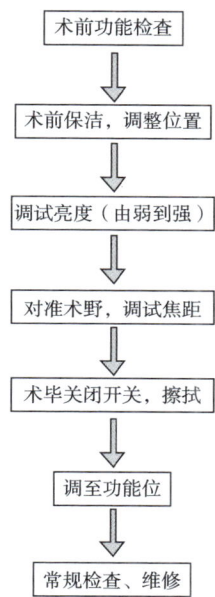

图 31-1　Mindray HyLite6500 无影灯使用流程

【应急方案】

1. 若术前发现无影灯功能障碍,则立即通知值班护士长更换手术间。
2. 若术中无影灯使用障碍,应立即开启手术间地灯或先采用其他照明设备进行照明。

【使用说明】

Mindray HyLite6500 无影灯使用说明见图 31-2 至图 31-10。

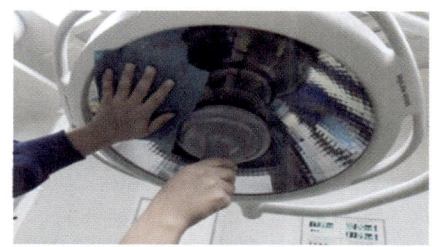

图 31-2　术前,对无影灯进行保洁

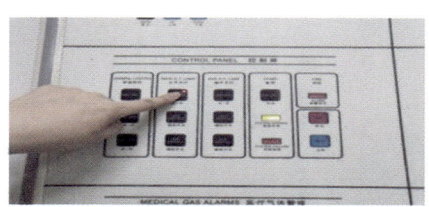

图 31-3　开启面板上开关

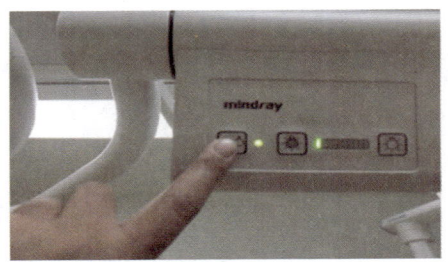

图 31-4 开启灯柄上开关

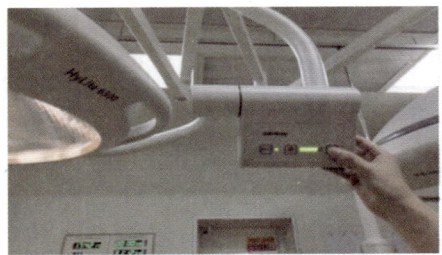

图 31-5 亮度由弱到强逐渐调节

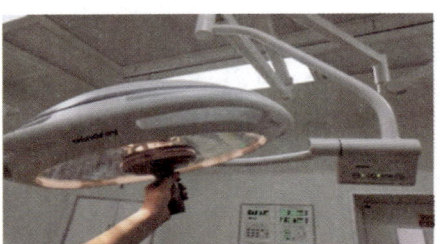

图 31-6 对准术野,调节焦距

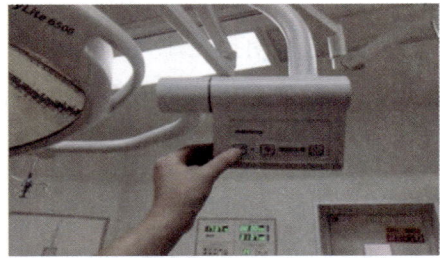

图 31-7 术毕,关闭灯柄开关

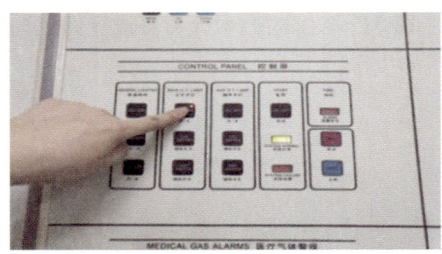

图 31-8 关闭墙上面板开关

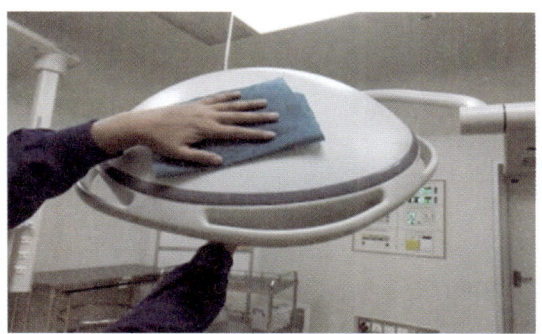

图 31-9　用毕擦拭保洁

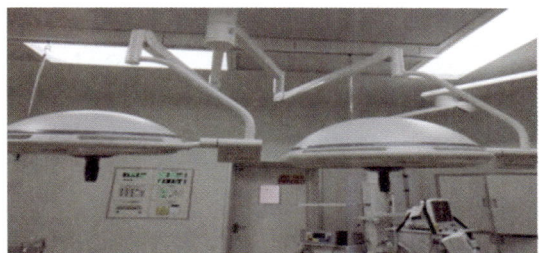

图 31-10　恢复至功能位，保持平衡

操作三十二

Jian Yi JD700/500 无影灯操作常规

手术无影灯一般由单个或多个灯头组成,系定在悬臂上,能做垂直或循环移动,悬臂通常连接在固定的结合器上,并能围着它旋转。无影灯采用可消毒的手柄或设消毒的箍(曲轨)作灵活定位,并具有自动刹车和停止功能以操纵其定位,在手术部位的上面和周围,保持相宜的空间。无影灯的固定装置可安置在天花板或墙壁的固定点,也可安置在天花板的轨道上。

【操作目的及适用范围】

手术无影灯用来照明手术部位,以最佳地观察处于切口和体腔中不同深度的小的、对比度低的物体。由于施手术者的头、手和器械均可能对手术部位造成干扰阴影,因而手术无影灯就应设计得能尽量消除阴影,并能将色彩失真降到最低程度。此外,无影灯还须能长时间地持续工作,而不散发出过量的热,因为过热会使手术者不适,也会使处在外科手术区域中的组织干燥。

【注意事项】

1. 定期(每年一次)检查无影灯各连接部位的连接状况,防止无影灯各部件松动而发生意外。

2. 手术完毕后,必须切断网电源(通过用户在墙上安装的电源双路切断开关切断网电源)。

3. 手术无影灯的维修(除日常维护保养外)最好由厂家指定人员进行维修。

【使用流程】

见图32-1。

1. 术前一天,检查手术无影灯功能是否良好。

(1)灯泡检查方法:用一张白纸放在工作区域,如出现弧状暗影,换相应灯泡。

(2)调节手柄检查方法:装置的时候要明晰地听到两次"咔哒"声响,证明装置到位,消毒手柄能够处于正常的作业状况。

2. 术前 30 分钟清洁无影灯,将手术无影灯移至手术视野上方。
3. 手术无影灯亮度调节应由弱到强,禁止快速开到最大,以免损坏灯泡;对准手术视野调好焦距。
4. 术毕将亮度调节到最弱,再关闭电源。
5. 手术无影灯用清洁抹布擦拭干净,固定于功能位,保持平衡。
6. 专人每周检查一次,调试各部件功能,注意小螺丝是否松动,发现问题及时保修。

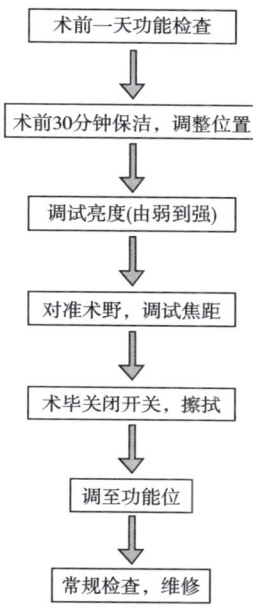

图 32-1　Jian Yi JD700/500 无影灯使用流程

【应急方案】

1. 若术前发现无影灯功能障碍,则立即通知值班护士更换手术间。
2. 若术中无影灯使用障碍,应立即开启手术间地灯或先采用其他照明设备进行照明。

【使用说明】

Jian Yi JD700/500 无影灯使用说明见图 32-2 至图 32-11。

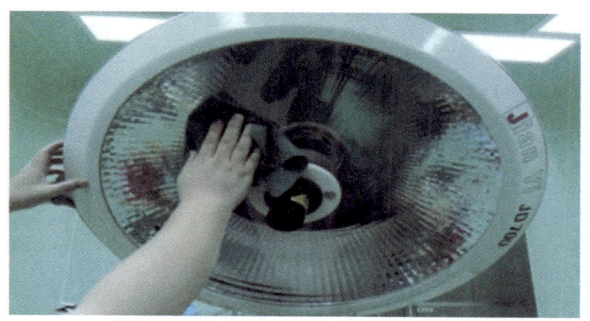

图 32-2　术前,对无影灯进行保洁

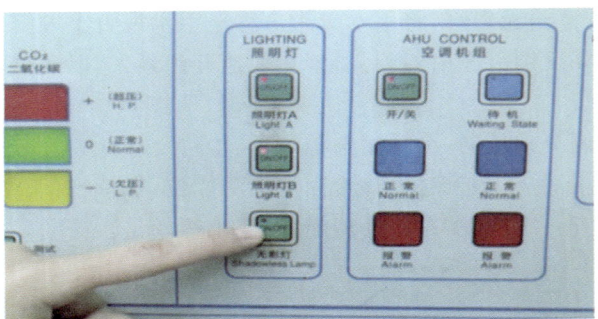

图 32-3　开启墙上面板开关

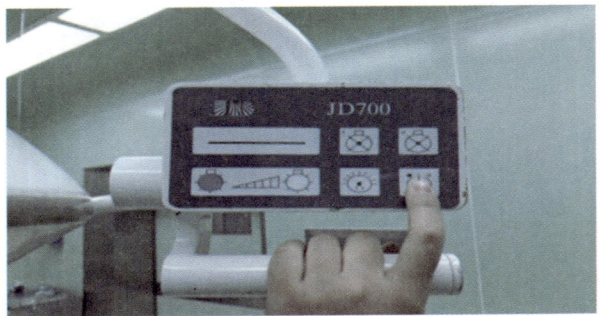

图 32-4　开启无影灯灯柄上开关

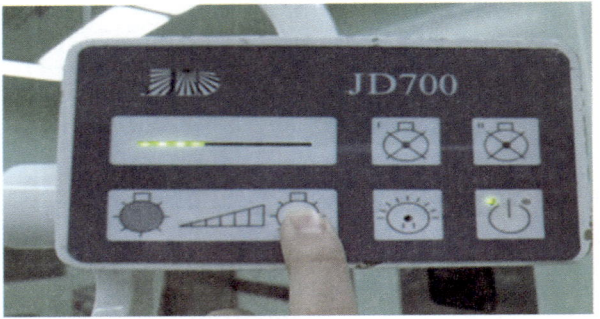

图 32-5　调亮度，亮度由弱到亮逐渐调节

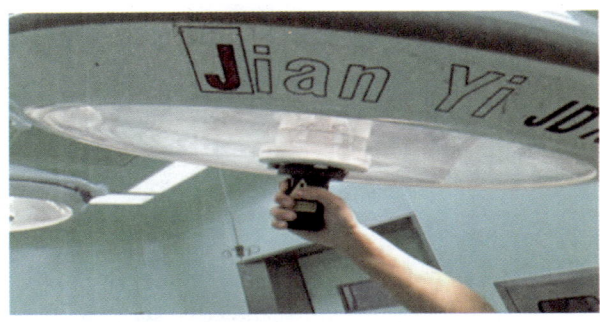

图 32-6　对准术野，调试焦距

操作三十二　Jian Yi JD700/500无影灯操作常规

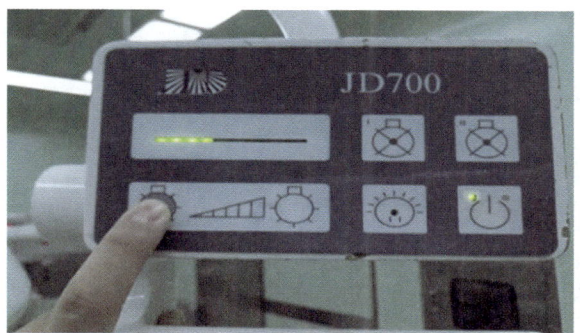

图32-7　术毕,将亮度调至最弱

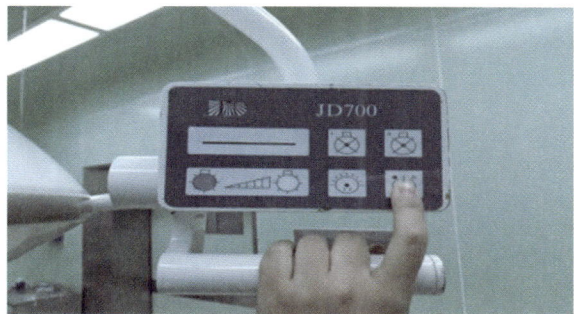

图32-8　关闭灯柄开关

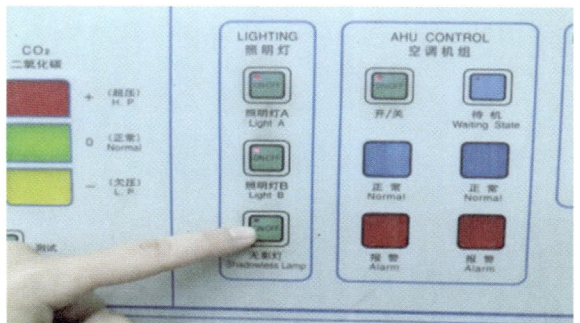

图32-9　关闭墙上面板开关

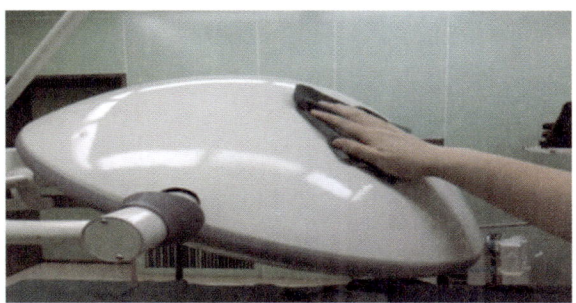

图32-10　用后擦拭保洁

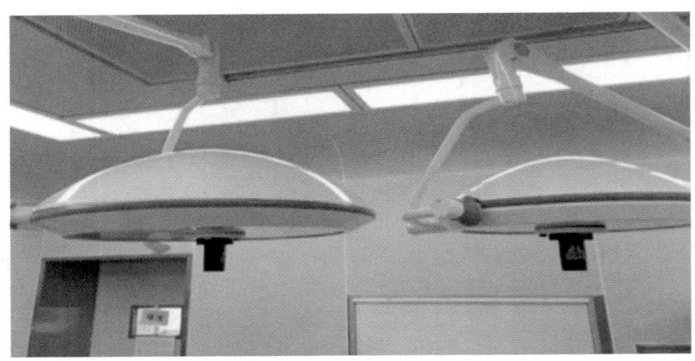

图 32-11 恢复至功能位,保持平衡

操作三十三

Heraeus HANAULUX blue 130/90 无影灯操作常规

手术无影灯一般由单个或多个灯头组成,系定在悬臂上,能做垂直或循环移动,悬臂通常连接在固定的结合器上,并能围着它旋转。无影灯采用可消毒的手柄或设消毒的箍(曲轨)作灵活定位,并具有自动刹车和停止功能以操纵其定位,在手术部位的上面和周围,保持相宜的空间。无影灯的固定装置可安置在天花板或墙壁的固定点上,也可安置在天花板的轨道上。

【操作目的及适用范围】

手术无影灯用来照明手术部位,以最佳地观察处于切口和体腔中不同深度的小的、对比度低的组织。由于手术者的头、手和器械均可能对手术部位造成干扰阴影,因而手术无影灯应设计得能尽量消除阴影,并能将色彩失真降到最低程度。此外,无影灯还须能长时间地持续工作,而不散发过量的热,因为过热会使手术者不适,也会使处在外科手术区域中的组织干燥。

【注意事项】

1. 定期(每年一次)检查无影灯各连接部位的连接状况,防止无影灯各部件松动而发生意外。

2. 手术完毕后,必须切断网电源(通过用户在墙上安装的电源双路切断开关切断网电源)。

3. 手术无影灯的维修(除日常维护保养外)最好由厂家指定人员进行维修。

【使用流程】

见图33-1。

1. 术前检查手术无影灯功能是否良好。

(1)灯泡检查方法:用一张白纸放在工作区域,如出现弧状暗影,换相应灯泡。

(2)调节手柄检查方法:装置的时候要明晰地听到两次"咔哒"声响,证明装置到位,消毒手柄能够处于正常的作业状况。

2. 术前清洁无影灯,将手术无影灯移至手术视野上方。

3. 对准手术视野调好角度和距离(此灯无法调焦距和亮度)。
4. 术毕关闭电源。
5. 手术无影灯用清洁抹布擦拭干净,固定于功能位,保持平衡。
6. 专人每周检查一次,调试各部件功能,注意小螺丝是否松动,发现问题及时保修。

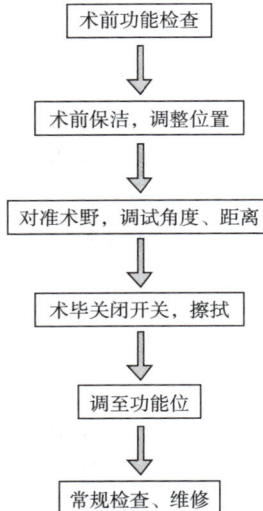

图 33-1　Heraeus HANAULUX blue 130/90 无影灯使用流程

【应急处理】

1. 若术前发现无影灯功能障碍,则立即通知值班护士更换手术间。
2. 若术中无影灯出现使用障碍,应立即开启手术间地灯或先采用其他照明设备进行照明。

【使用说明】

Heraeus HANAULUX blue 130/90 无影灯使用说明见图 33-2 至图 33-9。

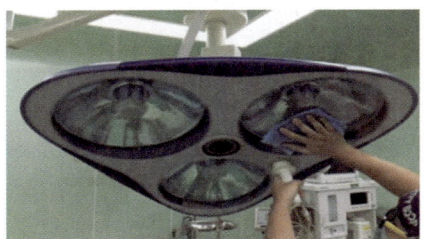

图 33-2　术前,对无影灯进行保洁

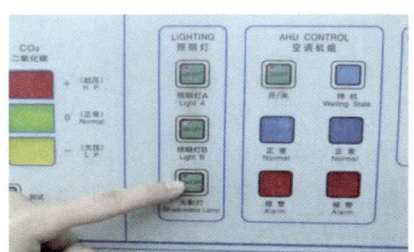

图 33-3　开启墙上面板开关

操作三十三　Heraeus HANAULUX blue 130/90 无影灯操作常规

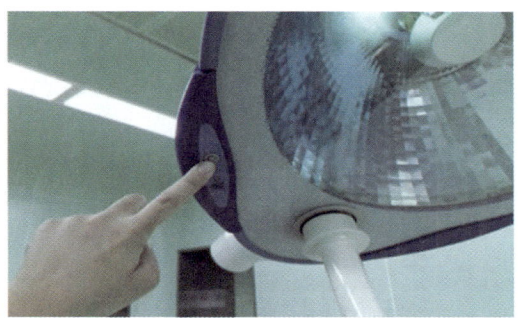

图 33-4　开启无影灯灯柄上开关

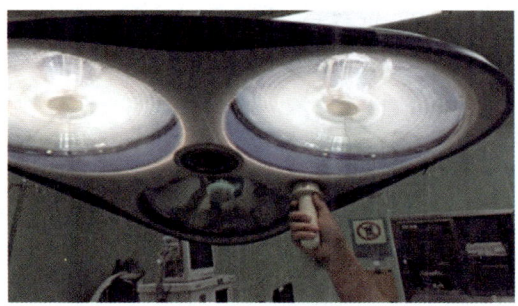

图 33-5　对准术野，调试角度和距离

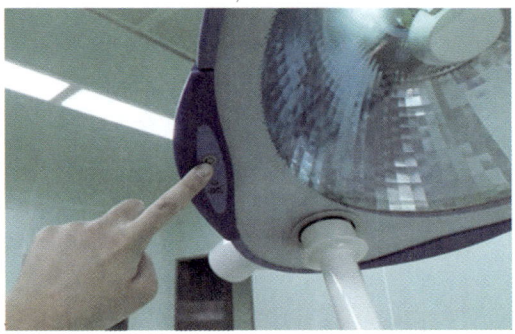

图 33-6　术毕，关闭灯柄开关

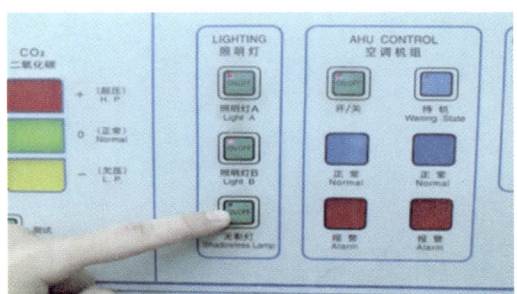

图 33-7　关闭墙上面板开关

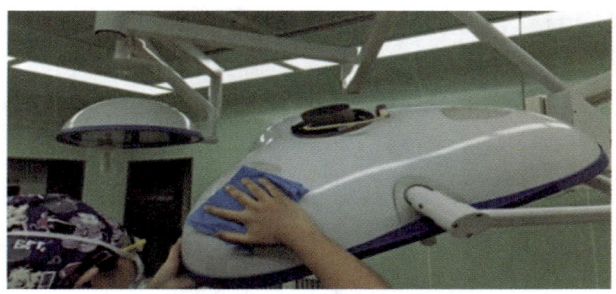

图 33-8　用毕擦拭保洁

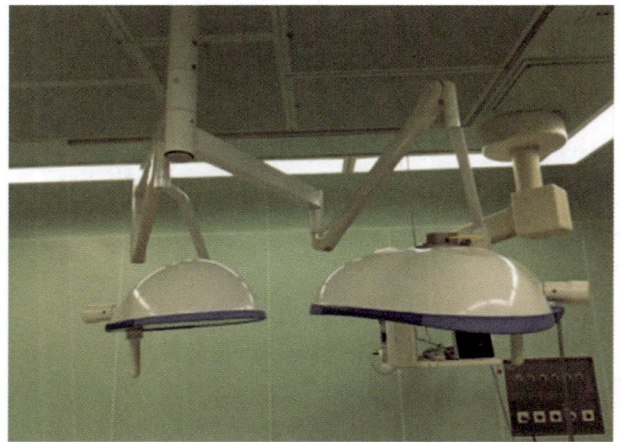

图 33-9　恢复至功能位,保持平衡

操作三十四

温毯机操作常规

温毯机由主机、运送管道和气毯组成,通过温热系统工作原理将过滤后的空气加热吹入覆盖在患者身体上的中空纤维毯中。温暖的空气分子在温度较低的皮肤上流过,充当了高效、安全的热交换媒介。当血液从身体内部流到末梢,再流回身体内部时,就将热量带到全身。

【操作目的及适用范围】

低体温是外科手术中常见的并发症之一,由于患者术中体腔敞开、迅速补液、输血及全麻药物对机体体温调理功能的下降,易形成患者体温低于正常体温。利用温毯机将空气处理到适宜温度后,送入覆盖在患者非手术区域的气毯中,经过调节进入气毯中的空气达到维持患者体表温度的作用。适用于普外科、神经外科等手术。

【注意事项】

1. 熟练掌握温毯机的性能和使用方法。

2. 只有在充气式加温仪安稳地放置在干燥、硬质的表面上或安全固定之后,才能开始加温治疗。

3. 充气式加温毯为一次性耗材,仅供单一患者使用,一人一用。

4. 充气式加温仪符合医疗电磁干扰的要求,若其他设备发生无线电频率干扰,请将该设备连接到不同电源。

【设备维护与保养】

1. 更换软管时,务必将电热调节器电缆和软管一起拔出。

2. 仪器应定期由专业人员检测及保养。

3. 如果没有选择合适的温度设置,设备将输送室温气体直到选定温度。

【使用流程】

见图34-1。

1. 选择合适的软管与温毯机进行连接[(SW5-H0SE7(a)或SW5-N(b)]。

2. 确认软管电热调节器电缆连接到 EQUAToR 温毯机上的电热调节器插口。
3. 选择适合患者的加温毯。
4. 放置加温毯。
5. 连接软管至加温毯。
6. 将被单夹与患者身下的被单连接。注意：正确连接被单夹与患者身下的被单，才能发挥出被单夹的有效功能。使用被单夹时，被单上患者的体重有助于将软管固定住。
7. 使用温毯机：连接电源，按绿色电源开关进行自检，自检后按下 36℃ 温度设置，调节温度。
8. 使用后按橙色电源关闭按钮，关闭温毯机。从温毯机移除软管，使用后常规清洁，将软管头放入固定器中，卷起电源线，并用电源线束缚带束好。

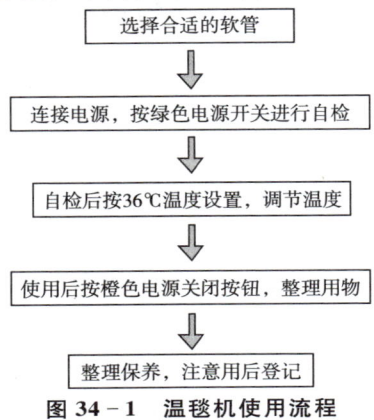

图 34-1　温毯机使用流程

【应急方案】
1. 使用前请开机自检，如自检出现问题，禁止使用。
2. 连接软管，确认软管电热调节器电缆连接到温毯机上的电热调节器插口。
3. 使用过程中，如需更换软管，不可在电热调节器电缆未拔除的情况下更换软管。
4. 使用过程中巡回护士应适时关注患者受热皮肤，根据情况调节温度或者停止使用。
5. 应始终将加温毯带孔的一面朝向患者，不得把未打孔的一面放在患者身下或者身上。

【使用说明】
温毯机使用说明见图 34-2 至图 34-6。

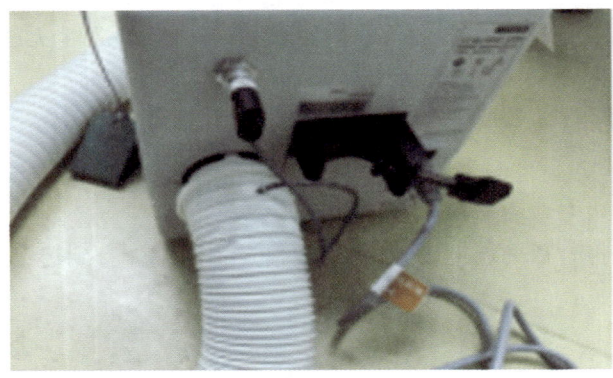

图 34-2　选择合适的软管

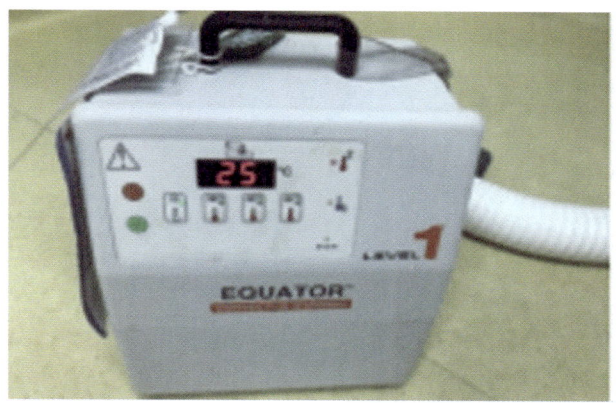

图 34-3　连接电源，按绿色电源开关进行自检

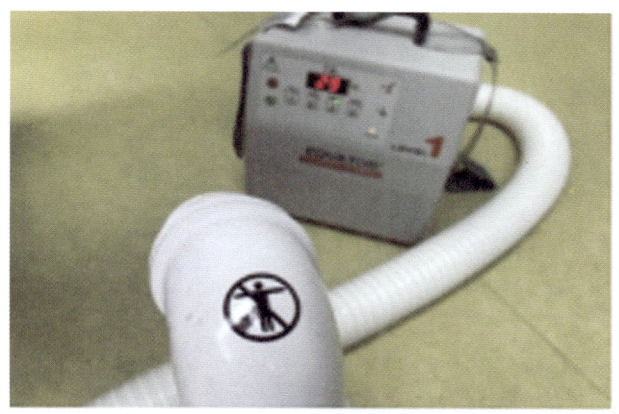

图 34-4　自检后按 36℃ 温度设置，调节温度

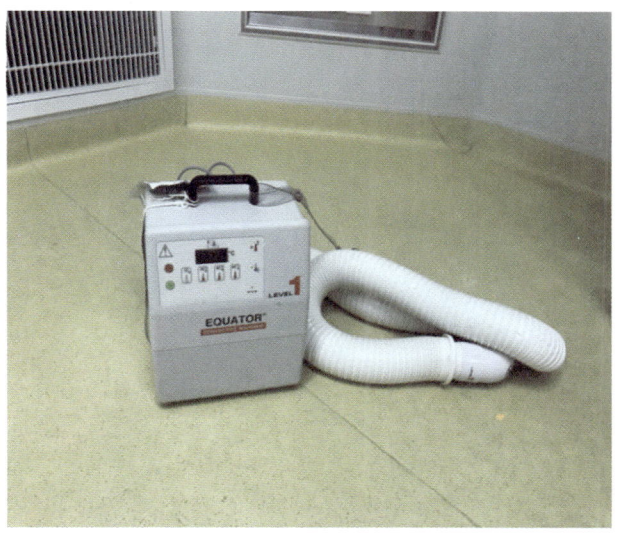

图 34-5　使用后按橙色电源关闭按钮，整理用物

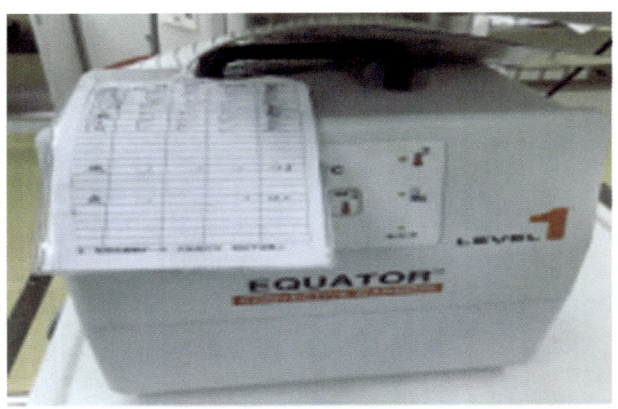

图 34-6 整理保养,注意用后登记

操作三十五

体腔热灌注操作常规

体腔热物理疗法是将灌注治疗液或积液吸引到治疗机内加热后再注入腹腔,使积液的温度相对恒定地保持在拟定的参数范围,在热增敏剂和适当低渗透压处理的配合下,实现对转移癌细胞的有效杀伤。该疗法可有效消退癌性积液,减轻患者因排积液而造成的大量蛋白质丢失。

【操作目的及适用范围】

为肿瘤类疾病提供后续有效的治疗,增加患者5年生存率,主要应用于胸腔、腹腔、膀胱的肿瘤治疗。

【注意事项】

1. 灌注时灌注袋内液体不少于1000ml。

2. 腹腔灌注时温度不应高于43℃。

3. 术中注意观察出入体及患者情况,当出体＞入体时,适时关1~2分钟出体管;入体＞出体时,应及时检查出体管是否通畅或调换出入体管道位置。

4. 在不打开体外循环管道(白色夹子)前,不可将入体管道关闭。

5. 患者体内液体量过多时,应关闭体外循环入体管道及开放出体管道,将液体放出一定量。

6. 测温针严禁弯曲,并重点保护。

【设备维护与保养】

1. 机器运行中红色管道严禁与白色管道同时关闭。

2. 及时检查水箱液面,及时补充液体保证在红色水位线内。

3. 水箱内液体必须使用蒸馏水,生理盐水等液体会腐蚀水箱,缩短寿命。

4. 关闭机器系统及主机电源开关后方可拔下电源插座。

【使用流程】

见图35-1。

1. 根据医师要求选择粗、细两种不同管道(一般手术需用4根)。
2. 安装组件夹闭红蓝管道并打开白夹,插入测温针。
3. 设定好参数,点击开始预热。
4. 预热到40℃可开始治疗,连接患者管道。
5. 邻近手术部位的管道为进水管(红),远处为出水管(蓝)。
6. 点击开始治疗。
7. 开始工作,注意观察患者生命体征,关注进出液体量。
8. 手术结束后,打开所有管道,去除灌注泵,尽量减少患者体内剩余液体量,并告知医师体内剩余量,接引流袋。

注:因灌注所需液体含化疗药物,管道组件应套双层黄塑料袋封口。

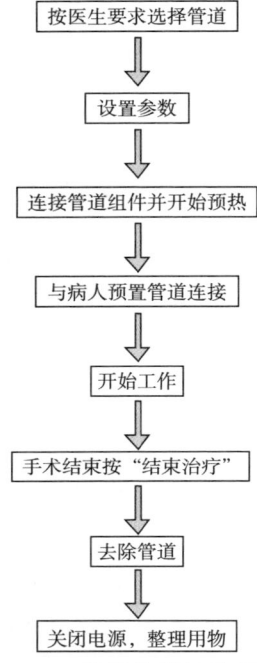

图35-1 体腔热灌注使用流程

【应急方案】
1. 水箱液面不足,可造成不升温,应及时补充。
2. 患者体内液体量过多时,应适当关闭一个红色管道或在打开白管前提下关闭两个。
3. 蓝色管道不出水时可适当与红色管道调换。
4. 尽量保证有效灌注时间,以保证患者治疗效果。

【使用说明】

体腔热灌注使用见图35-2至图35-11。

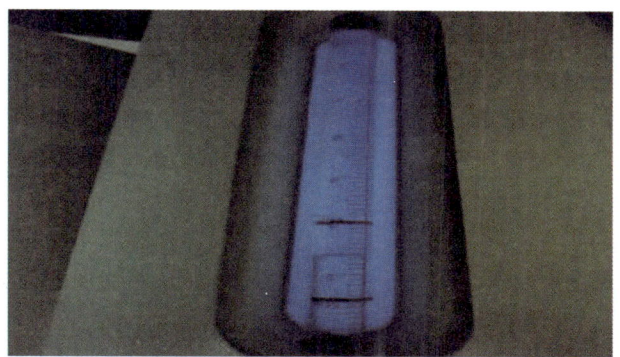

图 35-2　检查水位线

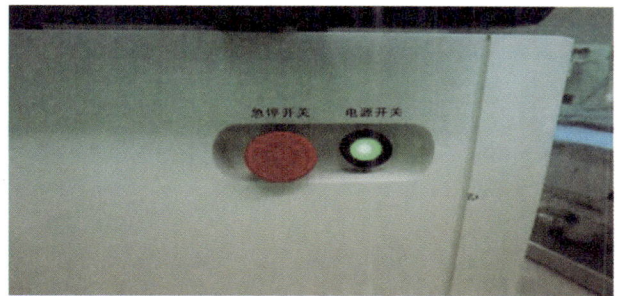

图 35-3　打开电源

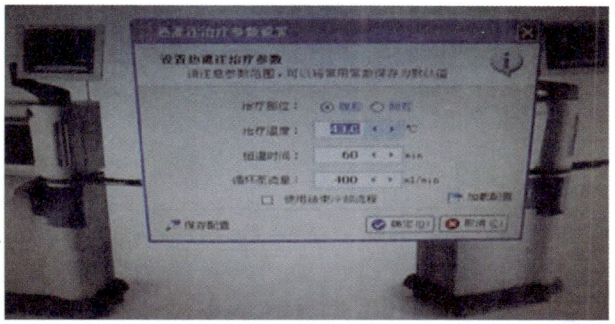

图 35-4　设置参数

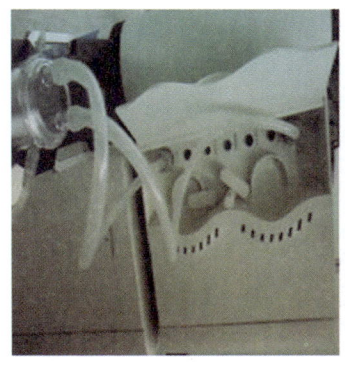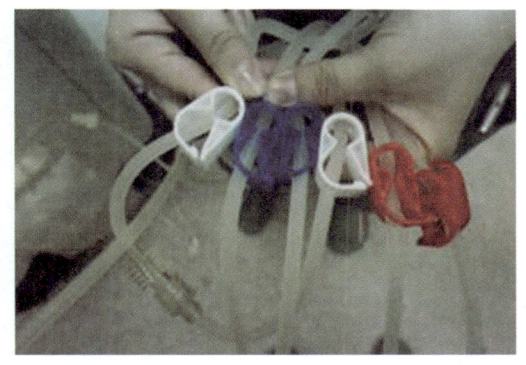

图 35-5　连接管道,打开白色夹子

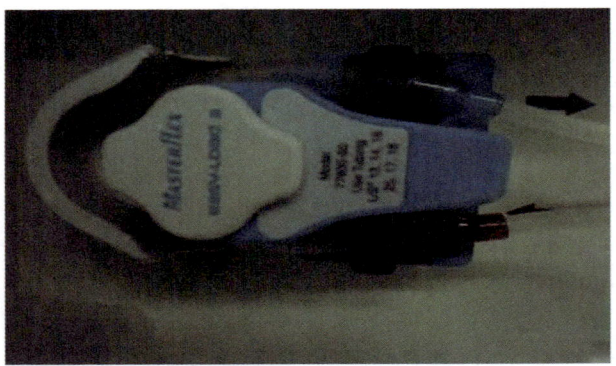

图 35-6　连接水泵

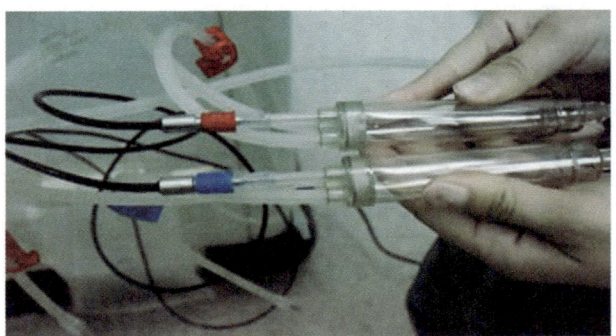

图 35-7　连接测温针

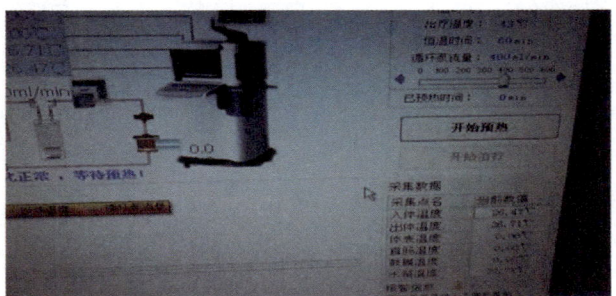

图 35-8　开始预热

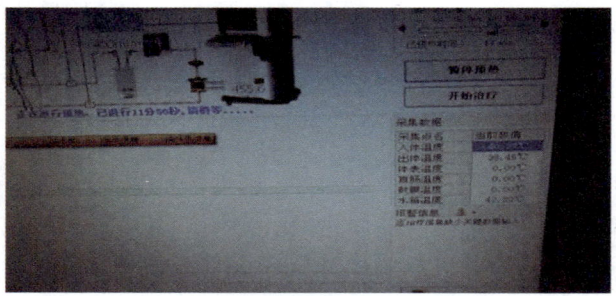

图 35-9　开始治疗

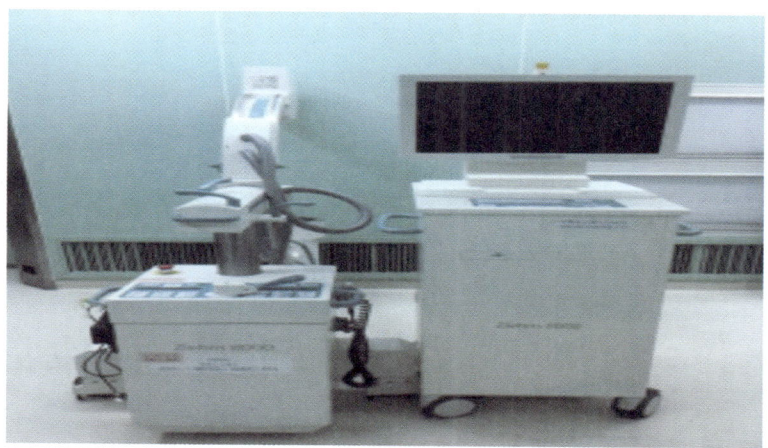

图 35-10　观察术中参数变化

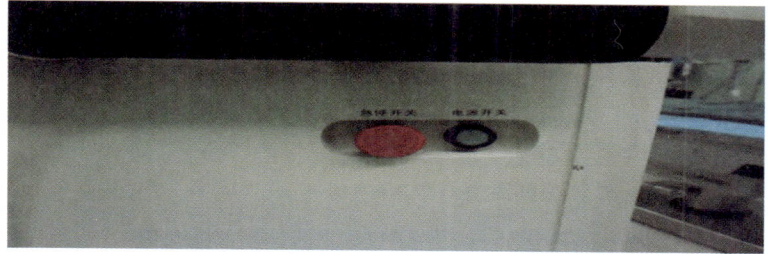

图 35-11　撤去组件，关闭电源

操作三十六

医用加压器(灌注)操作常规

医用加压器可应用于腔体手术时向腔体内充注液体冲洗,腔体加压膨胀,以保持规定压力,在手术过程中补充液体介质和清洗液非常方便,缩短了手术时间,并可根据手术部位的需要设定流量、压力各项参数,以确保患者安全,有助于手术操作。

【操作目的及适用范围】

医用加压器压力及流量由电脑自动控制,过压时电脑将自动切断电源停止工作,控制装置安全可靠,当压力恢复正常时仪器将自动进入正常工作状态,具有记忆能力,开机时显示上次设定的压力和流量值。适用于妇科、电切冲洗、腹腔冲洗、钬激光冲洗、关节镜冲洗、泌尿科等。

【注意事项】

1. 灌注泵的主机不可消毒。传感输液器可采用环氧乙烷气体进行低温熏蒸达到灭菌或进行高温高压消毒。

2. 手术中设备用途不同,设定压力、流量也不同。若用于腔体加压膨胀以保持规定压力时,应选用较小压力;若用于体腔冲洗,则可选用较大的设定压力和流量。

3. 各部件连接使用前,请注意主机中出水液面与患者体腔间相对位置的高差。

4. 仪器接上电源后,禁止扯开仪器外壳,防止触电。不要在有易燃气体的环境中使用此设备。

5. 灌注泵进入运行状态时要确保传感输液器的进水管不能离开液体膨胀介质,进水管的管口应放在容器的底部。

6. 腔镜进入腔体前,应让灌注泵运行一段时间,使腔镜、传感输液器和管路中的气泡排出,以确保管路中不夹杂有气泡。

【设备维护与保养】

1. 如在使用过程中发生故障,应及时关闭电源再检查熔断器是否完好,如是熔断器损坏,则更换熔断器即可。

2. 禁止按键压力过大、过快,以免失灵。

3. 医用加压器应每半年检修一次,使用前必须检查输液传感块是否卡在两金属块中间,并推平。

【使用流程】

见图 36-1。

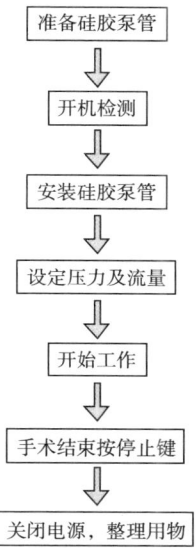

图 36-1 医用加压器(灌注)使用流程

1. 准备好硅胶泵管(快速接头、输液传感块、插针)。

2. 连接电源,开机检测,检查机器性能,是否能正常运行。

3. 将输液传感块卡在两金属中间,并推平,硅胶管绕在泵轮卡槽上,拉紧后把金属接头卡在金属块的卡槽中,针头插入生理盐水袋。

4. 设定工作压力及流量,临床常用数值见表 36-1。

表 36-1 医用加压器(灌注)工作压力及流量临床常用数值

手术名称	流量设定(L/min)	压力设定(mmHg)
妇科	0.1~0.4	100~150
电切冲洗	0.3~0.6	120~200
腹腔冲洗	0.3~1.0	200~300
钬激光冲洗	0.6~1.0	120~200
关节镜冲洗	0.1~0.6	80~150
泌尿科	0.3	150

5. 开始工作,查对手术部位正确,设置压力、流量大小,报告医师,按运行键,开始灌注。

6. 手术结束后,按停止键,然后关闭医用加压器总开关,卸下硅胶泵管,拔掉电源插头,整理好备用。

【应急方案】

1. 使用前请开机自检,如自检出现问题,禁止使用。

2. 手术中途需补充膨胀介质,按停止键,使灌注泵进入停止状态,以确保管路中不夹杂气泡。

3. 使用过程中,如遇停电,电脑会自动停止,拆卸硅胶泵管,手动挤压。

4. 使用过程中,如硅胶泵管漏液,应立即停止运行,更换硅胶泵管,通知医师及时暂停操作。

【使用说明】

医用加压器(灌注)使用说明见图36-2至图36-7。

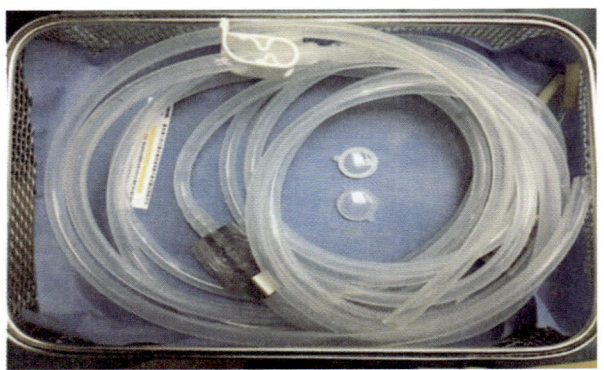

图36-2 准备好硅胶泵管

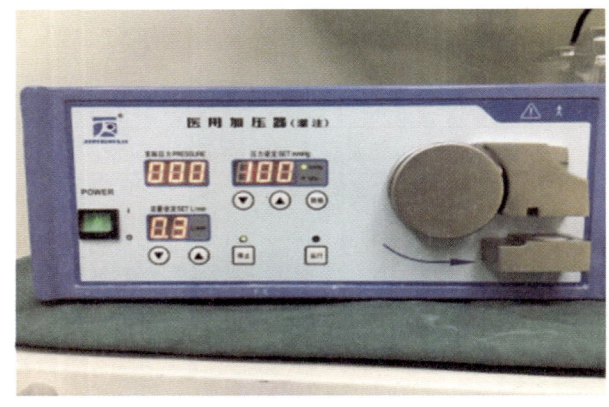

图36-3 连接电源线,开机自检

操作三十六　医用加压器(灌注)操作常规

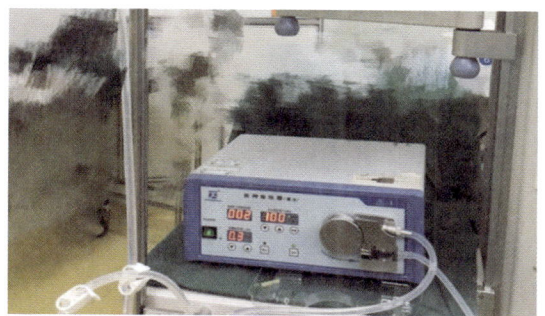

图 36-4　安装硅胶泵管,交接液体,操作器械

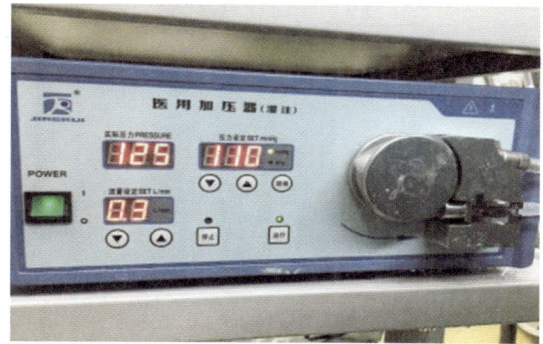

图 36-5　调节压力及流量,点击运行键开始操作

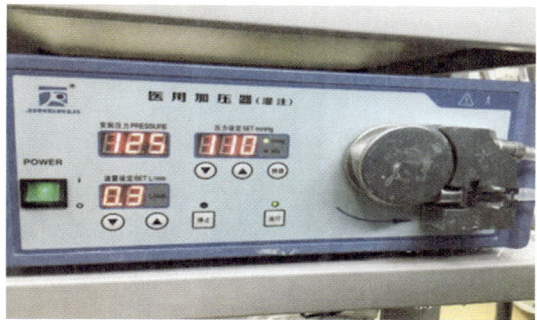

图 36-6　手术结束,点击停止键

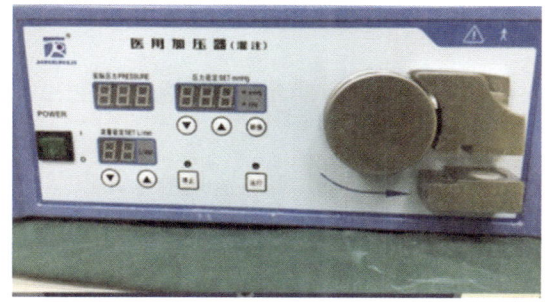

图 36-7　整理,保养

操作三十七

婴儿辐射保暖台操作常规

婴儿辐射保暖台是指专用于新生儿、早产儿、病危儿、孱弱儿的护理保暖器械。它配备有红外辐射装置用于向婴儿提供持续温暖,并有数字式肤温传感器、远红外温度探测器,来时刻监控护理过程中婴儿体表温度及床面温度,选配的婴儿黄疸治疗仪可用作新生儿黄疸治疗。

【操作目的及适用范围】

抢救危重患儿和需要快速复温者。

【注意事项】

1. 仪器必须接地,放置在环境良好的场合使用。

2. 测温探头放在控制的区域内,不能遮盖。

3. 在手控模式时,皮肤温度显示窗将显示温度传感器所测得的实时温度,加热输出是固定的,不受温度传感器所测得的皮肤温度控制,因此要密切注意患儿体温的波动,而且操作人员不得离开,以保证患儿的安全。

4. 肤温模式下,当皮肤温度传感器测得的温度始终低于设置温度3.5℃以上,约2分钟后设置报警启动。

5. 为了确保患儿安全,一般情况下,推荐使用肤温模式。患儿处于休克或发热状态时,不能使用此模式。

6. 长时间使用,应考虑婴儿脱水问题,需加适量的水用以蒸发,或在婴儿床上摆上聚乙烯薄膜。

7. 在手控模式下及挡板翻下时,使用者不得离开,以免对患儿造成伤害。

8. 需要使用照光治疗时,患儿必须戴眼罩并遮好会阴部。

9. 每次使用后,及时清洁仪器及婴儿床、床垫。

【设备维护与保养】

1. 日常维护　辐射保暖台表面每日清水清洁。

2. 终末消毒　挡板、床垫、外部构架使用0.05%含氯消毒液清洁，温度探头使用75%乙醇擦拭。

【使用流程】

见图37-1。

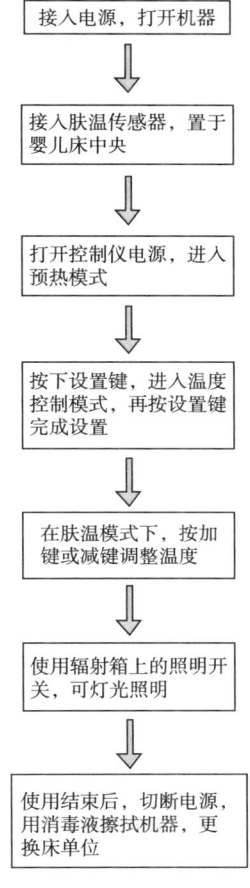

图37-1　婴儿辐射保暖台使用流程

1. 锁紧整机脚轮，防止机器工作时移动。

2. 电源线一端从辐射保暖台背面电源接入插入孔，另一端正确插入电源中，接地可靠。

3. 将肤温传感器插入肤温传感器插座，末端置于婴儿床的中央（患儿未置保暖台时）或患儿皮肤之上，金属面均向下，与床面或患儿皮肤紧贴并使用胶布固定，以不遮盖探头又方便护理为宜。

4. 打开控制仪电源开关,控制仪自动进入预热模式,设置温度显示"－－．－",皮肤温度显示窗显示肤温传感器所测得的实时温度。保暖台在预热模式下运行30分钟,床垫表面温度至少能升高4℃。

5. 想改变温度控制模式时,按一下设置键,再按模式键进行温度控制模式的选择,选定后再按一次设置键,即完成温度控制模式的设置。

6. 使用肤温模式时,系统默认的设置温度值是36℃,一般调至为32～34℃,若要改变设置值时,在设置状态下(设置温度窗的数值闪烁),通过按加键或减键对温度值进行调节。

7. 如操作时需要灯光照明时,打开位于辐射箱正前方的照明灯电源开关即可。

8. 如需要打开床四周的挡板,可用手抓住挡板上缘向上提升并向外翻下。

9. 每次使用结束后,先切断电源,再用次氯酸钠消毒液擦拭、清洁挡板及机器表面,更换床单备用。

【应急方案】

1. 仪器不正常时,不得强行使用,需专业人士维修。
2. 使用前需预热30分钟,如床垫表面温度不稳定,禁止使用。
3. 使用过程中出现断电,应立即检查电源是否连接正常,开关是否打开。
4. 显示温度和设置温度相差1℃以上时辐射保暖台会报警,应立即重新设置。
5. 传感器报警时,应检查是否脱落、未在辐射区、探头被盖住,然后重新固定连接。

【使用说明】

婴儿辐射保暖台使用说明见图37－2至图37－9。

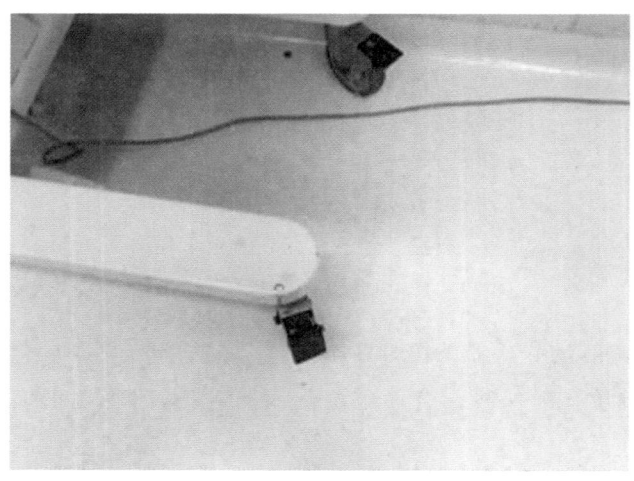

图37－2　锁紧整机脚轮

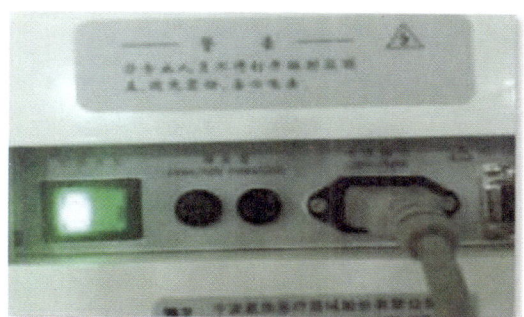

图 37-3　连接电源

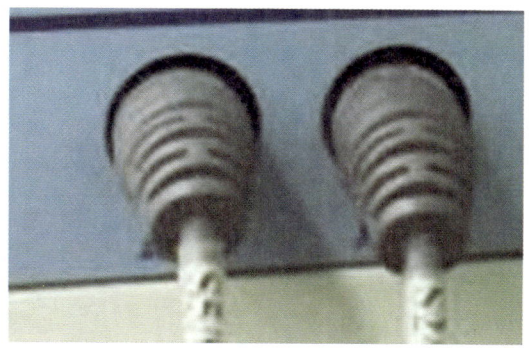

图 37-4　连接传感器

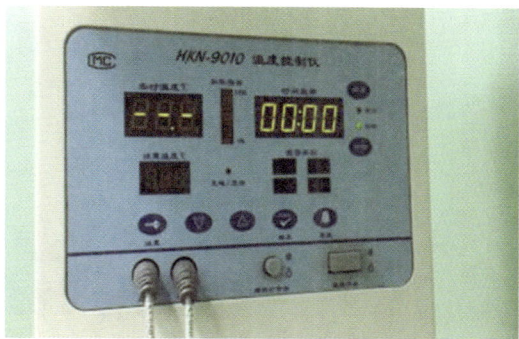

图 37-5　打开控制仪面板

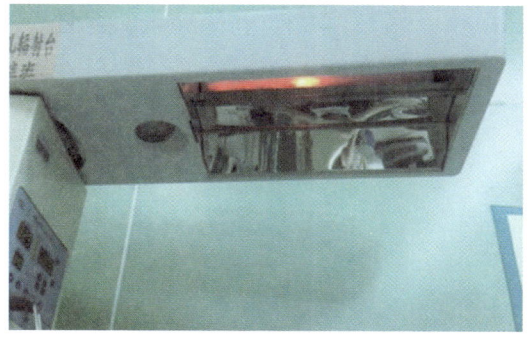

图 37-6　自动预热

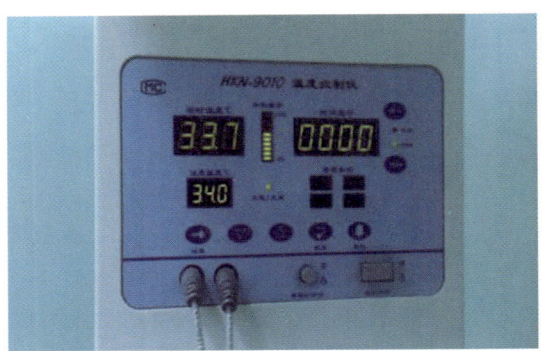

图 37-7 设置温度,患儿准备

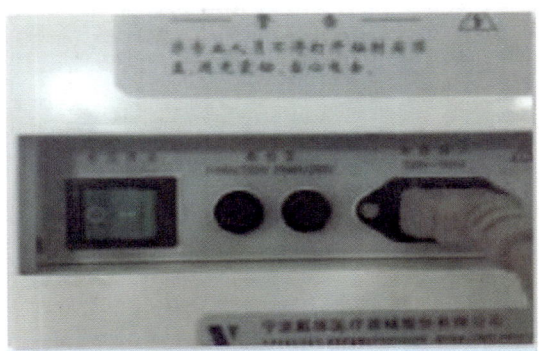

图 37-8 使用完毕,关闭电源

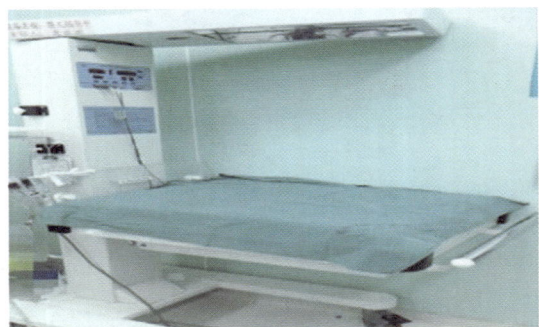

图 37-9 清洁、整理用物

操作三十八

自动气压止血带操作常规

电动止血带通过高效气压泵快速泵气,从而压迫肢体,暂时阻断血流流向肢体,阻断局部血液循环,提供一个无血的手术视野,同时减少手术出血量,有助于手术操作。骨科四肢手术应用电动止血带,极大限度地减少了创面出血,达到了止血、暴露手术视野的目的,缩短了手术时间。根据手术部位的需要设定压力、时间等各项参数。

【操作目的及适用范围】

电动止血带有自动加压、自动计时、瞬间放气等功能,能最大化减少手术出血量,提供无血手术视野,使肌腱、神经等微细结构清晰可见,提高手术效率和手术质量。适用于骨科、烧伤整形科、显微外科等各类四肢手术。

【注意事项】

1. 掌握电动止血带应用的适应证及禁忌证,熟练掌握使用方法及性能。

2. 止血带缚扎前患肢局部皮肤保持干燥,充气后不能旋转止血带,以免因剪切力使局部皮肤受损。

3. 消毒术野皮肤时,巡回护士应做好防护措施及监督工作,将干纱布衬于切口端的止血带一周,防止消毒液浸入缚扎部位皮肤引起灼伤。

4. 止血带缚扎在肢体上时方能充气,止血带扎紧后需另行绷带固定,防止在充气过程中因压力过大而挣脱。

5. 禁止按键压力过大、过快,以免失灵。

6. 严密观察血压变化。电动止血带降压时可引起血压的变化,甚至发生止血带休克。

【设备维护与保养】

1. 电动止血带应每半年检修一次,使用前必须检查阀门连接。

2. 使用结束后,及时保洁,用柔软干燥的布轻擦本机。长期不用请每月至少通电一次,检查机器的使用状态。

【使用流程】

见图38-1。

1. 选择止血带的型号:18#,小孩上肢;28#,成人上肢、小孩下肢;34#,成人下肢。

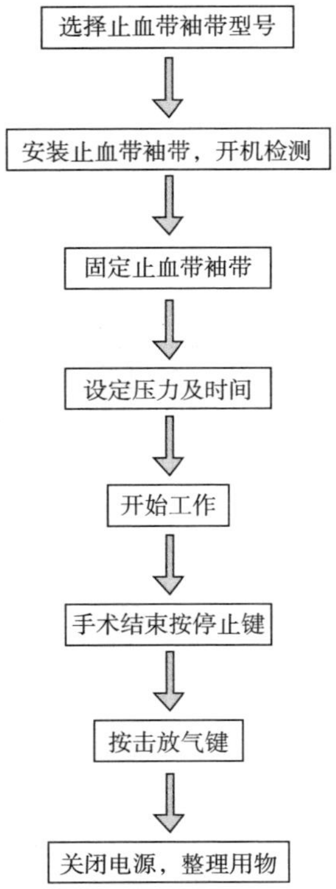

```
选择止血袖带型号
      ↓
安装止血带袖带,开机检测
      ↓
   固定止血带袖带
      ↓
    设定压力及时间
      ↓
      开始工作
      ↓
  手术结束按停止键
      ↓
     按击放气键
      ↓
  关闭电源,整理用物
```

图 38-1　自动气压止血带使用流程

2. 安装止血带袖带,开机检测,检查机器性能,是否漏气。
3. 止血带放置位置:上肢,上臂上1/3;下肢,大腿上1/3。止血带距伤口10～15cm以上。
4. 绑缚止血带:皮肤上放置衬垫,缠绕止血带,外用绷带缠绕,保持平整,松紧适宜。近切口端,贴膜覆盖。
5. 设定工作压力及时间:成人上肢工作压力为30～40(45)kPa,时间为60分钟;下肢工作压力为45～60(65)kPa,时间为60～90分钟。儿童上肢工作压力为20～30(35)kPa,时间为60分钟;下肢工作压力为30～45(50)kPa,时间为60分钟。

注:括号内数值为患者偏胖时可调整的数值。现在的新理念是减少创伤,压力不够可以一点一点加,但开始都不会调得太大。(以上是临床常用数值)

6. 开始工作:查对手术部位正确,设置压力、时间正确,报告医师,按工作键,开始充气。
7. 手术结束后,按下"放气"钮,放气结束后关闭电动止血带总开关,卸下止血带,拔掉电源插头,收好止血带备用。

【应急方案】

1. 使用前请开机自检,如自检出现问题,禁止使用。
2. 连接袖带,检测所使用的袖带能否正常充气,充气后电脑显示压力能否达到预设值,如出现漏气现象请更换袖带。
3. 使用过程中,如遇停电,电脑不会放气,压力维持设定值,请记录时间。

4. 使用过程中,如袖带管路断裂,请用管道钳靠近袖带段夹闭,防止漏气致压力降低,影响止血效果。通知医师及时压迫止血。

【使用说明】

自动气压止血带使用说明见图 38-2 至图 38-8。

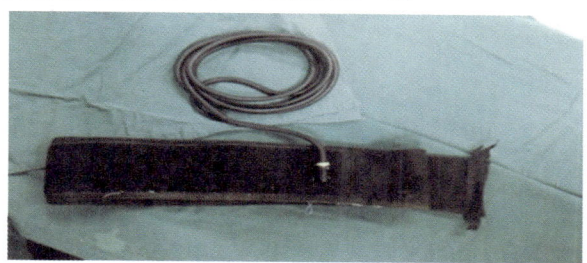

图 38-2　选择合适的止血袖带

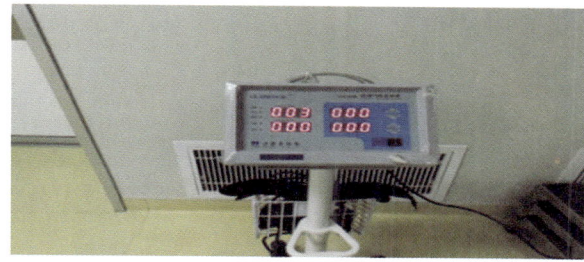

图 38-3　连接电源线,开机自检

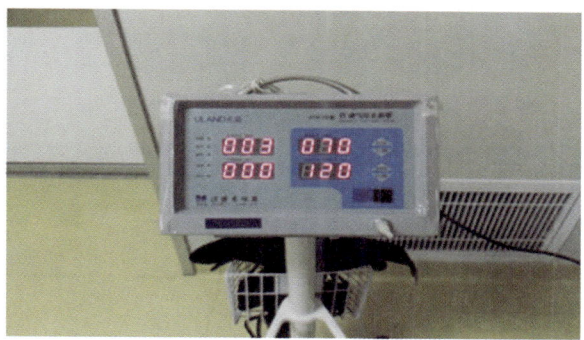

图 38-4　选择合适绑缚位置,调节压力及时间

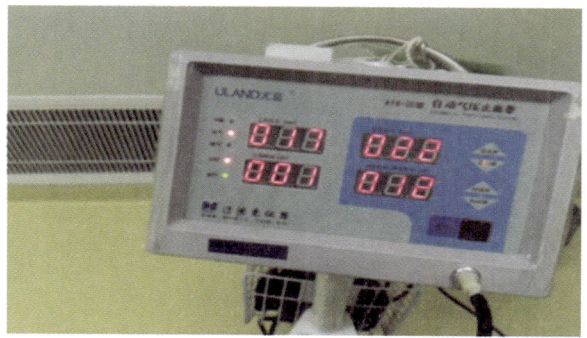

图 38-5　点击充气开关,运行、充气、计时指示灯亮

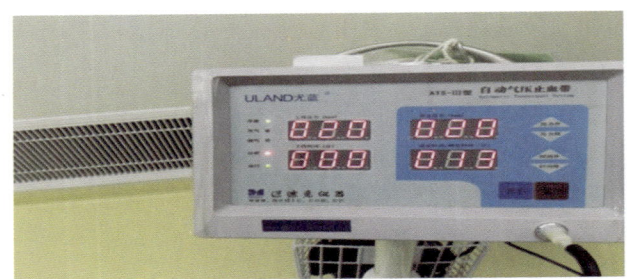

图38-6　充气结束,平衡指示灯亮

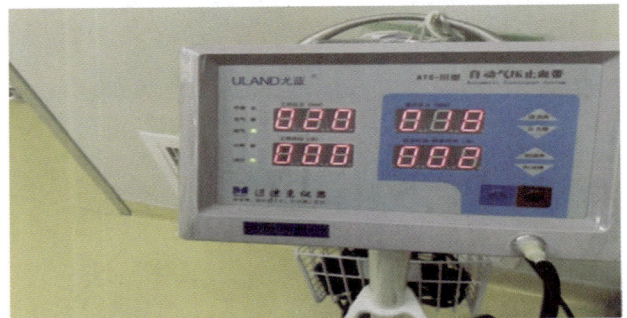

图38-7　计时结束,点击放气开关,放气指示灯亮

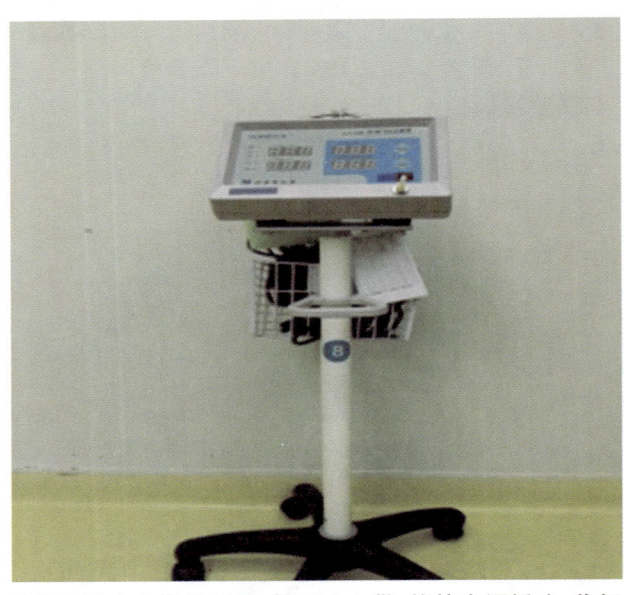

图38-8　关闭电动止血带总开关,卸下止血带,拔掉电源插头,收好止血带备用

操作三十九

马蹬式腿架操作常规

马蹬式腿架是截石位手术常用的体位器械,方便调整患者腿部的角度,可以上、下、左、右多种角度调节,需要移动时捏动手柄即可轻松移动,放开手柄自动锁住。

【操作目的及适用范围】

马蹬式腿架可全方位轻松摆放和调节截石位角度及外展,极大地扩展了手术术野,即使在术中,医护人员也可以在保持腿部无菌状态下轻松改变术式及改变术野。适用于妇产科、泌尿外科手术、腹腔镜配合宫腔镜手术、机器人手术、结直肠外科手术等。

【注意事项】

安装时需把腿架调节钮拧紧,避免腿架主体部分沿杆滑动。

【设备维护与保养】

使用后用75%乙醇擦拭表面即可。

【应急方案】

1. 使用前检查腿架及配件是否齐全。

2. 使用前应检查腿架调节钮是否可以拧紧,调节手柄捏住是否可移动,松开是否可以锁住。

3. 使用过程中若发现腿靴无法固定等异常,应立即停止使用,更换普通截石位体位架代替。

【使用说明】

1. 将固定夹固定在预备截石位手术患者髋关节平面的手术床边柜上,两侧对称(图39-1)。

2. 将截石位腿架插入固定夹中(图39-2)。

3. 根据患者身高,通过腿靴下方的腿架调节调整腿靴的位置至操作长杆的相应刻度,通过"握-旋"方式操控调节手柄调整腿架高度及外旋角度(截石位角度调整范围:+84°~-33°的任意位置;外展角度调整范围:+25°~-9°的任意位置)

（图 39-3）。

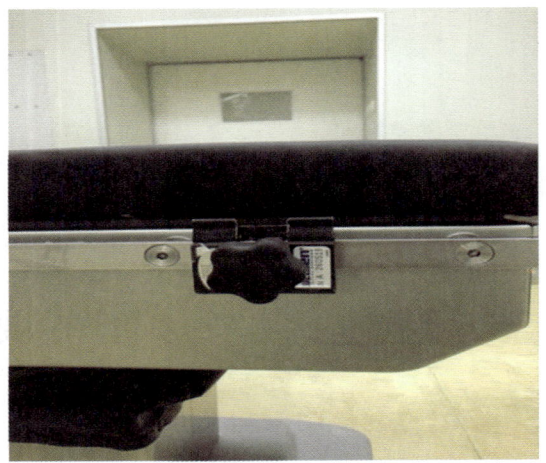

图 39-1　固定固定夹

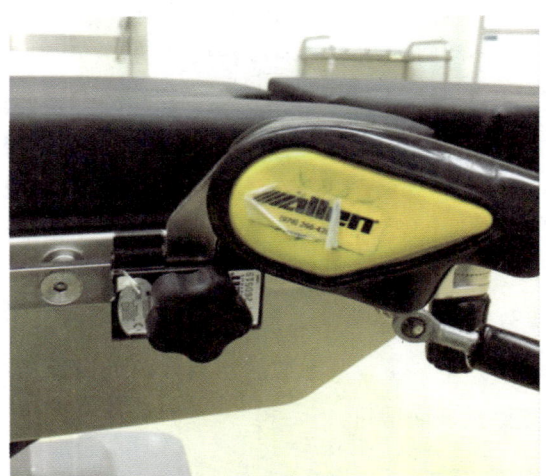

图 39-2　将腿架插入固定夹中

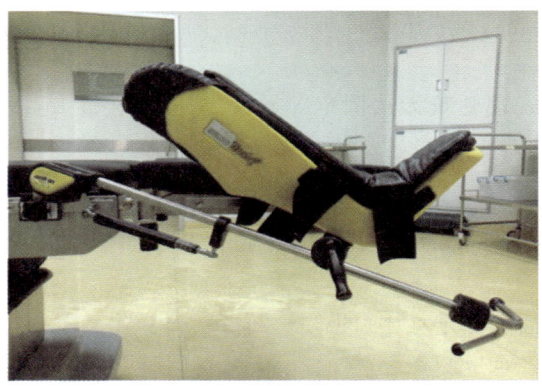

图 39-3　调整腿靴的位置